副鼻腔炎《ふくびくうえん》

蓄膿症・アレルギー性鼻炎・花粉症
耳鼻科の名医が教える
最高の治し方大全

文響社

はじめに

「カゼを引いたと思ったら副鼻腔炎《びくう》だった」

「鼻水・鼻づまりが長引くのでおかしいと思っていたら、慢性副鼻腔炎だった」

このように最初はカゼによる軽い鼻炎でも、細菌やウイルスが鼻の奥深くまで侵入して「副鼻腔炎」を引き起こす人がたくさんいます。ほうっておくと、やがて日常的に鼻水や鼻づまりに悩まされる「慢性副鼻腔炎」に進行します。慢性副鼻腔炎はひと昔前まで「蓄膿症《ちくのう》」と呼ばれていた、非常に厄介《やっかい》な病気です。

鼻水や鼻づまりが続くと、不眠に悩まされます。頭痛、頭重《ずおも》、歯痛などの症状も現れ、嗅覚《きゅうかく》障害・味覚障害を引き起こすこともあります。睡眠不足や痛みが続くうえに、においや味がわからなければ食事の楽しみも奪われ、ＱＯＬ（生活の質）は著しく低下してしまいます。

さらに、鼻水がのど側に流れて気管に入ると、気管支ぜんそくを引き起こしかねません。耳の聞こえも悪くなり、失明や脳機能低下につながるとの研究報告もあります。

もちろん、鼻炎や副鼻腔炎の段階できちんと治療を受けて治すことが大切ですが、慢性副鼻腔炎になった人も治らないわけではありません。重症度に応じた治療法は確立しており、症状を改善するためのセルフケアもたくさんあります。

本書では、花粉症などのアレルギー性鼻炎の治療法やセルフケアもくわしく紹介されています。ぜひ、鼻水や鼻づまりなど悩みの鼻の症状をスカッとよくして、QOLを好転させましょう。


日本医科大学医学部耳鼻咽喉科教授　大久保《おおくぼ》公裕《きみひろ》

解説者紹介

※掲載順

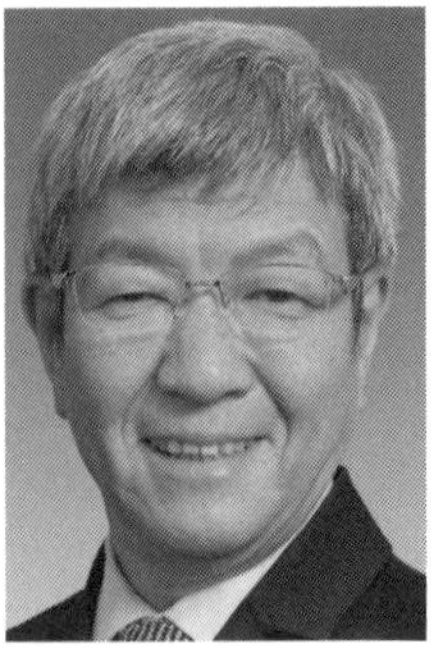

日本医科大学大学院医学研究科教授
日本医科大学医学部耳鼻咽喉科教授

大久保《おおくぼ》公裕《きみひろ》先生

1984年、日本医科大学卒業。1988年、同大学院卒業。1989年より米国国立衛生研究所NIHアレルギー疾患部門へ留学し、1991年に帰国。日本医科大学耳鼻咽喉科講師、医局長、准教授を経て2010年より現職。日本アレルギー協会理事、日本耳鼻咽喉科学会代議員、日本耳鼻咽喉科免疫アレルギー学会理事長、奥田記念花粉症学等学術顕彰財団理事長。専門領域は鼻科学、アレルギー学、鼻科手術。

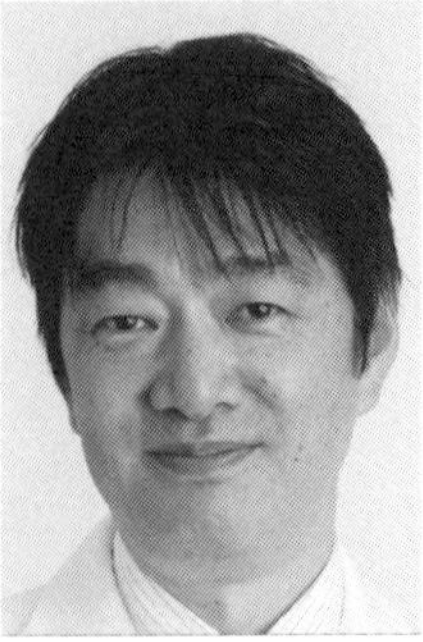

国際医療福祉大学医学部教授

中川雅文《なかがわまさふみ》先生

1986年、順天堂大学医学部卒業。2004年、創進会みつわ台総合病院副院長。東京医科大学聴覚人工内耳センター兼任講師、東京医療センター感覚器センター研究員を経て2011年、国際医療福祉大学耳鼻咽喉科教授。日本耳鼻咽喉科学会認定専門医、日本臨床神経生理学会認定医（脳波分野）。(社)日本メイクリスニングセーフ協会理事、(社)日本ニューロマーケティング協会代表理事。

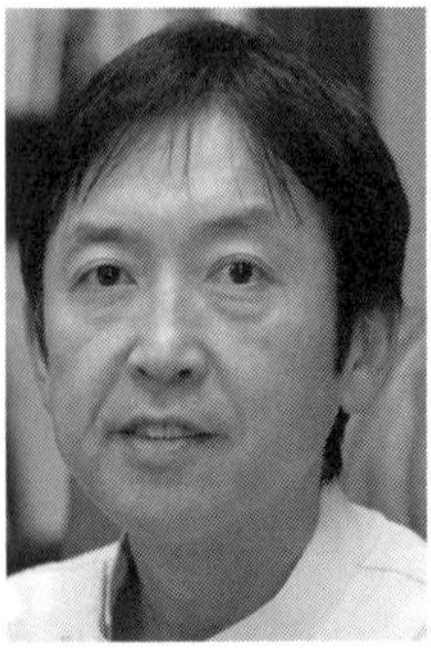

神尾記念病院院長

神尾《かみお》友信《とものぶ》先生

1993年、帝京大学医学部卒業。日本医科大学耳鼻咽喉科学教室入局。1995年、山形県北村山公立病院に入職。日本医科大学付属病院、日本医科大学千葉北総病院に入職後、2001年7月、耳鼻咽喉科専門の神尾記念病院に入職。神尾記念病院医局長・副院長を経て、2010年1月より現職。日本耳鼻咽喉科学会認定専門医、補聴器相談医、補聴器適合判定医師。

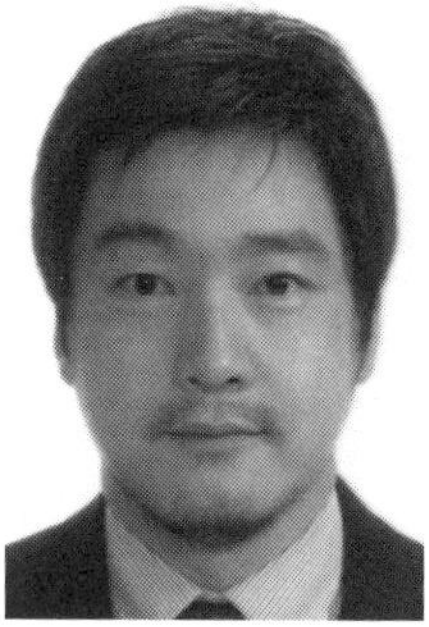

東京大学大学院医学系研究科(耳鼻咽喉科学)准教授

近藤健二《こんどうけんじ》**先生**

2001年、東京大学大学院医学系研究科（耳鼻咽喉科学）修了。東京大学医学部附属病院耳鼻咽喉科医員、助手、米国カリフォルニア大学サンディエゴ校医学部耳鼻咽喉科博士研究員、東京大学医学部附属病院耳鼻咽喉科医局長、東京大学大学院医学系研究科（耳鼻咽喉科学）講師を経て現職。医学博士。日本耳鼻咽喉科学会認定専門医。専門は鼻副鼻腔疾患の臨床、内視鏡下鼻内手術、嗅覚医学、顔面神経疾患の臨床。

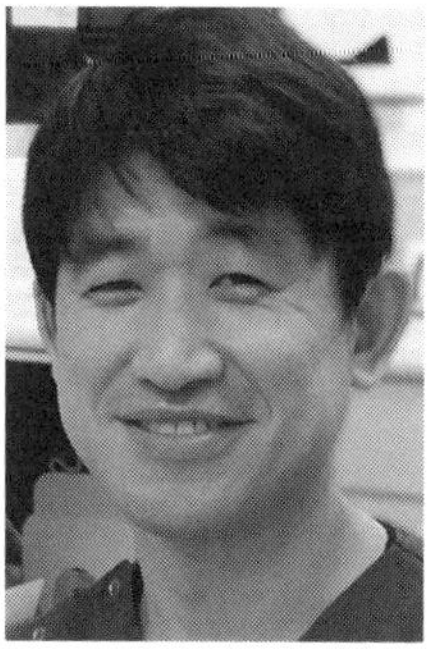

神鋼記念病院耳鼻咽喉科科長

浦長瀬昌宏《うらながせあつひろ》**先生**

2003年、神戸大学医学部卒業。神戸大学大学院医学研究科耳鼻咽喉科頭頸部外科学分野卒業。耳鼻咽喉科専門医。ENT medical lab主任研究員。神鋼記念病院耳鼻咽喉科（兵庫県）では、鼻疾患の治療が中心で、慢性副鼻腔炎・アレルギー性鼻炎・鼻中隔湾曲症などへの鼻手術の件数は県下トップクラス。嚥下障害の予防の分野では、2015年に日本初の嚥下トレーニング外来、2017年に(社)嚥下トレーニング協会を設立。

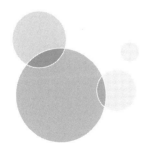

目次

第2章 副鼻腔炎を招く原因についての疑問14 …… 33

第3章 副鼻腔炎の症状についての疑問19 …… 49

第4章 副鼻腔炎の合併症についての疑問13 …… 71

第5章 副鼻腔炎の診察・検査・診断についての疑問9 …… 87

第7章　副鼻腔炎のセルフケアについての疑問25　111

第1章

副鼻腔炎という病気についての疑問13

Q1 そもそも副鼻腔炎とはどんな病気ですか？

「副鼻腔炎《びくう》」は、鼻腔（鼻の穴の内側）と隣接する骨の中の空洞（副鼻腔）に炎症が起こり、内部の粘膜が厚くなったり、分泌物《ぶんぴつ》が多くなったりする病気です。

副鼻腔は、鼻の穴から外部に通じているため、細菌やウイルスに感染したり、花粉やダニなどのアレルゲン（抗原＝アレルギーを引き起こす物質）が侵入してアレルギー反応が起こったりします。すると、副鼻腔の粘膜に炎症が生じるのです。

ひと口に副鼻腔炎といっても、「急性副鼻腔炎」と「慢性副鼻腔炎」に分かれます（Q8参照）。通常は、主に鼻カゼが原因で急性副鼻腔炎を発症し、症状が3カ月以上も続いて炎症がひどくなると慢性副鼻腔炎に進行します。最近は、難治性の慢性副鼻腔炎である「好酸球性副鼻腔炎」の患者さんが急増しています（Q10参照）。

副鼻腔炎の中には、歯の病気が原因の「歯性上顎洞炎《がくどう》」（Q18参照）、真菌（カビ）の感染による「副鼻腔真菌症」（Q9参照）というタイプもあります。

副鼻腔炎の特徴的な症状は、鼻づまり（鼻閉）と鼻水です。鼻づまりは、鼻腔内の粘膜が腫《は》れたり、鼻茸《はなたけ》（以降すべて「鼻タケ」と表記）というポリープができたりすることで現れます。一方、鼻水は、副鼻腔内から大量に分泌されて鼻の穴やのど側に漏れ出るようになります。鼻の穴から出る鼻水は「鼻漏《びろう》」、のど側に流れる鼻水は「後鼻漏」といいます。副鼻腔炎の鼻水は膿《のう》性で粘りが強く黄色や緑色をしており、患部が化膿して膿《うみ》がたまることもあります。そして、鼻づまりや鼻水がひどくなると、嗅覚《きゅうかく》障害や味覚障害が起こり、においや味がわからなくなります。

副鼻腔炎になると頭痛・頭重《ずおも》、歯の痛み、ほおや額《ひたい》の痛みが現れることもあります。これは副鼻腔の周囲に脳や額、ほお、歯があるからです。加えて、副鼻腔気管支症候群（Q49参照）が起こったり、気管支ぜんそく（Q50参照）や眼窩《がんか》内合併症・頭蓋《ずがい》内合併症（Q13参照）を併発したりすることもあります。（大久保公裕）

副鼻腔の場所と副鼻腔炎

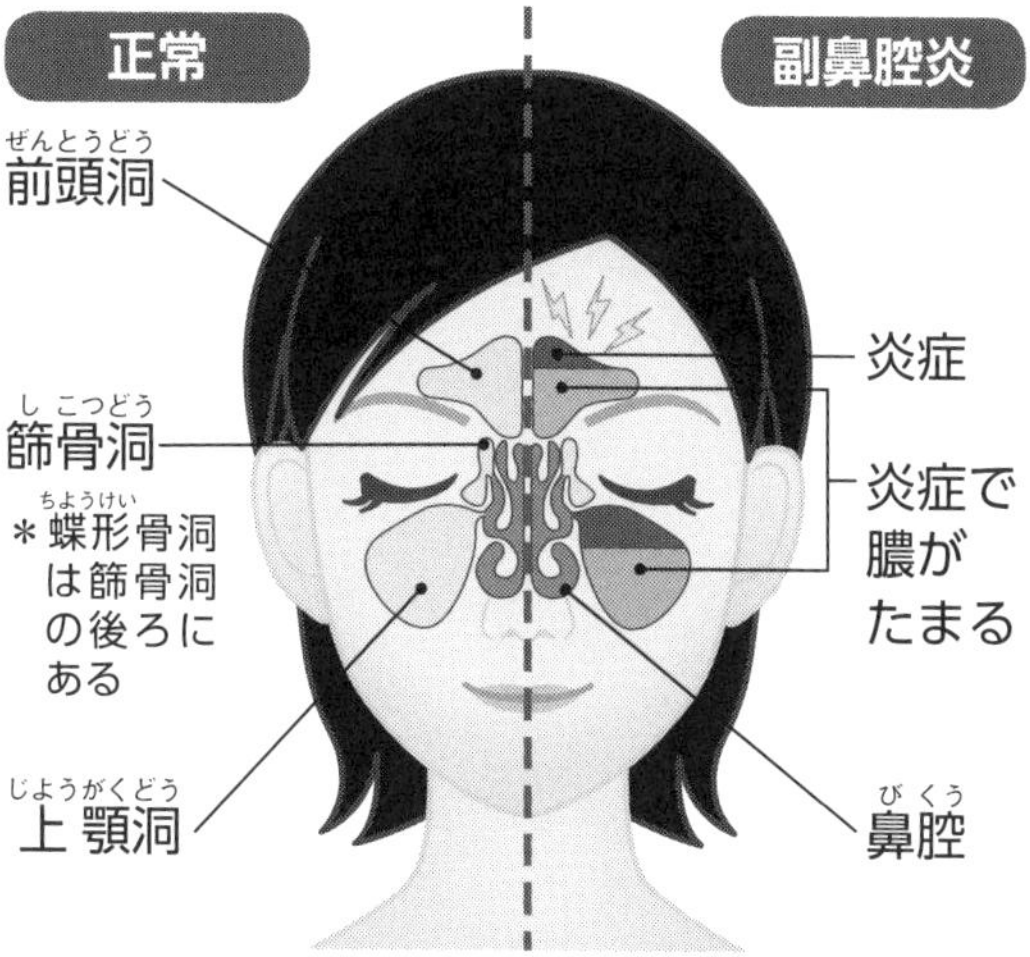

副鼻腔は、前頭洞、篩骨洞、蝶形骨洞、上顎洞の全４種類で、左右合計８つある。副鼻腔炎は、細菌やウイルスに感染したり、アレルギー反応が起こったりして、副鼻腔の粘膜に炎症が生じた状態。

Q2 副鼻腔とはどこですか？どんな役割がありますか？

主な副鼻腔《びくう》は、「上顎洞《がくどう》」「篩骨洞《しこつ》」「蝶形骨洞《ちょうけい》」「前頭洞《ぜんとう》」の四つで、左右合計八つあります（Q1の図参照。さらに細かく分類する場合もある）。いずれも鼻腔を取り囲むように位置しており、自然口という小さな穴で隣接する鼻腔とつながっています。

副鼻腔には、いくつかの役割があると考えられています。

その第一は、**鼻の防御機能**です。鼻腔と副鼻腔を覆う粘膜の表面には、繊毛《せんもう》（細胞表面の細毛状の小器官）がびっしりと生えており、同一方向に動いています。そこに流れている粘液とともに、細菌やウイルス、ほこりなどをつかまえて外に運び出すのです。これによって、細菌感染やウイルス感染を未然に防ぎます。

第二は、**声を共鳴させる働き**です。声は、のどにある声帯が振動して生じ、副鼻腔と共鳴することで伸びやかでよく通るようになります。

また、人間の副鼻腔は、ほかの動物に比べて大きいのですが、それは頭部の重量を軽くするために進化した結果ではないかと推測されています。

（大久保公裕）

Q3 副鼻腔炎は、ちくのう症とは違う病気ですか？

副鼻腔炎《びくう》が慢性化した慢性副鼻腔炎はほぼ同じ病気で、呼び方が変わっただけです。

かつて、ちくのう症といえば子供に多く見られ、細菌感染・ウイルス感染による粘りけの強い膿《のう》性の青っぱなが特徴でした。ある調査によると、１９６０年代ごろまで地方に住む子供のちくのう症の罹患《りかん》率は40％前後もあったと報告されています。

それが１９７０年代以降は、食生活の改善や衛生思想の普及、治療法の向上などから、ちくのう症が軽症化して必ずしも青っぱなを伴わなくなりました。また、ＣＴ（コンピューター断層撮影）検査が登場し、副鼻腔に炎症が認められても膿《うみ》がたまらないケースがあると科学的に判明したのです。そのため、**今では膿がたまっていない場合も含め、副鼻腔炎と呼ぶように**なっています。

むしろ、最近増えているのは、アレルギーのような過剰免疫反応によって副鼻腔に鼻タケ（鼻ポリープ）ができる好酸球性副鼻腔炎（Ｑ10参照）のほうです。時代の推移とともに、副鼻腔炎を取り巻く事情は大きく変化してきています。

（大久保公裕）

Q4 花粉症などのアレルギー性鼻炎との違いはなんですか？

「アレルギー性鼻炎」は、空気中に浮遊するアレルゲン（抗原＝アレルギーを引き起こす物質）が鼻腔《びくう》の粘膜に付着してアレルギー反応を起こす病気です。

ひと口にアレルギー性鼻炎といっても、花粉の飛散時期に起こる「季節性」（主なアレルゲンは花粉）と、一年じゅう断続的に起こる「通年性」（主なアレルゲンはハウスダスト）に大別されます。どちらも発症すると、鼻水、鼻づまり、くしゃみ、目のかゆみなどの症状が２週間以上続きます。

アレルギー性鼻炎と副鼻腔炎は基本的に違う病気ですが、鼻づまり、鼻水が起こるなど似ている症状がいくつもあります。それもそのはず、アレルギー性鼻炎と一部の副鼻腔炎（アレルギーが原因で起こる場合に限る）は、どちらもアレルギーの分類でいうと「Ｉ型アレルギー」という同じタイプなのです。

少し専門的な話になりますが、Ｉ型アレルギーは、ＩｇＥ（免疫グロブリンＥ）という抗体（病原体と戦う物質）が関与しているタイプを指します。ＩｇＥは、粘膜に

アレルギー性鼻炎と副鼻腔炎の比較

	アレルギー性鼻炎	副鼻腔炎
鼻の症状	●鼻づまり ●透明な水溶性の鼻水 ●連続的なくしゃみ	●鼻づまり ●膿性で粘りの強い鼻水（アレルギー性の場合は透明な水溶性の鼻水） ●鼻タケ（好酸球性副鼻腔炎の場合）
鼻以外の症状	目のかゆみ	●頭痛、頭重 ●額、ほお、歯の痛み ●嗅覚障害、味覚障害 ●さまざまな合併症
1日内の症状の変化	花粉症の場合は朝の症状が激しくつらい	1日じゅうつらい
発症のタイミング	●1年じゅういつでも起こる（通年性アレルギー性鼻炎） ●花粉の飛散時期に起こる（季節性アレルギー性鼻炎）	カゼを引いたあとに起こる（アレルギー性の場合は1年じゅういつでも起こる）

存在する肥満細胞や、白血球の一種である好塩基球の一部と結合する性質があり、そこに外部から侵入したアレルゲンがつながると、炎症作用のあるヒスタミンなどの生理活性物質が放出されてアレルギー反応が起こるのです。

ただし、**アレルギー性鼻炎が鼻腔全体に起こるのに対し、副鼻腔炎の発症部位は副鼻腔内に限定されています。**

なお、副鼻腔炎は、I型アレルギーだけでなく、「Ⅲ型アレルギー」（可溶性抗原とIgG〈免疫グロブリンG〉の反応で起こるアレルギー）や「Ⅳ型アレルギー」（抗体は関係なく細胞性免疫が深く関与しているアレルギー）で起こることもあります。（大久保公裕）

Q5 副鼻腔炎の患者が数百万人にまで増えたのはなぜですか？

難病情報センターによると、現在、日本における副鼻《び》腔《くう》炎の患者数は100～200万人で、このうち慢性副鼻腔炎の患者数は約20万人と推計されています。

一見すると、患者数の多い病気のように思われるかもしれませんが、もともと日本には、それ以上に、ちくのう症（Q3参照）の人が多くいました。ちくのう症は細菌感染・ウイルス感染によって慢性的に副鼻腔に膿《うみ》がたまる病気で、いわば「重症の慢性副鼻腔炎」です。やがて、ちくのう症は減り、1990年代後半以降は免疫の異常によって起こる難治性の「好酸球性副鼻腔炎」（Q10参照）が増えています。

好酸球性副鼻腔炎は以前から欧米に多く、その患者数の増加は日本や台湾、韓国、中国など東アジアで見られる共通の傾向で、原因は明確にわかっていません。とはいえ、好酸球性副鼻腔炎は気管支ぜんそくやアスピリン不耐症の人に起こりやすいという特徴があります。好酸球性副鼻腔炎の患者数が増えている背景に、大気汚染やアレルギー体質の人の増加が関係しているのではないかと推察されます。

（大久保公裕）

Q6 副鼻腔炎が起こるしくみを教えてください。

副鼻腔炎《びくう》は、細菌感染・ウイルス感染をはじめとするさまざまな原因（Q14参照）によって、副鼻腔内の粘膜に炎症が生じることで発症します。炎症が発生するルートは原因ごとに違っており、細菌感染・ウイルス感染なら上気道（鼻腔から咽頭《いんとう》までの気道）から副鼻腔へ、アレルギー性鼻炎なら鼻腔全体から副鼻腔へ、歯性上顎洞炎《がくどう》（Q18参照）なら歯根から副鼻腔へと進んで病的な状態をもたらすのです。

そして、副鼻腔の粘膜に炎症が起こると、粘膜が腫《は》れて副鼻腔と鼻腔をつなぐ自然口がふさがれ、副鼻腔内の換気が妨げられます。換気の悪いジメジメとした環境は、細菌やウイルス、あるいは真菌（カビ）にとって絶好の棲《す》み処《か》です。そのため、自然口がふさがれた副鼻腔内では雑菌やウイルスが増殖することになります。

さらに、炎症が生じた副鼻腔内では、雑菌やウイルスを外に運び出す繊毛《せんもう》（細胞表面の細毛状の小器官）の働きが低下するほか、貯留液（分泌液《ぶんぴつ》）の分泌量が増加します。貯留液の中には雑菌やウイルスのほか、炎症作用のある物質（免疫複合体やたんぱく分解酵素、生理活性物質など）が含まれているため、自然口が閉塞《へいそく》して排液されずに副鼻腔内に長くとどまると、粘膜の炎症がいっそう悪化することになるのです。これは、炎症がさらなる炎症を生む悪循環といえるでしょう。

多くの副鼻腔炎は1カ月程度で治まりますが、炎症がひどくなる悪循環から抜け出すことができずに慢性副鼻腔炎に進行することも少なくありません。

粘膜の炎症が長期にわたると、しだいに組織が変化して浮腫《ふしゅ》、肉芽、線維が生じ、鼻タケというポリープが形成されます。鼻タケができると、鼻づまりがひどくなって鼻呼吸がうまくできなくなり、嗅覚障害《きゅうかく》も起こってにおいがわからなくなります。そうなると、QOL（生活の質）は大幅に低下してしまいます。

副鼻腔炎の悪循環を断ち切るためには、早めに耳鼻咽喉科《いんこう》を受診して局所療法（鼻腔内清掃やネブライザー療法）、薬物治療（主に抗菌薬の投与）を受けることが重要になります。また、歯根の細菌感染に原因がある歯性上顎洞炎の場合は、歯科で治療を受けなければなりません。なお、病気が慢性化して重症になると、手術で鼻タケを切除するなどの処置が必要になる場合があります。

さらに、患者さん自身が「鼻うがい」（やり方はQ81参照）や「鼻スチーム」（やり方はQ83参照）などのセルフケアを行うこともすすめられます。鼻の健康状態がよくなれば、副鼻腔の改善、再発予防につながるでしょう。

（大久保公裕）

Q7 副鼻腔炎にはどのような種類がありますか？

副鼻腔炎《びくう》は主に上気道（鼻腔から咽頭《いんとう》までの気道）の細菌感染・ウイルス感染による急性鼻炎（鼻カゼ）がきっかけで起こりますが、これを「急性副鼻腔炎」といいます。急性のうちなら膿《うみ》の吸引や薬物療法でたいてい治るので心配いりません。

しかし、症状が3カ月以上続いたり、いったん治っても再発をくり返したりすることがあります。この「慢性副鼻腔炎」と呼ばれる状態になると嗅覚《きゅうかく》障害・味覚障害が現れることがあり、患者さんの悩みはより深刻になります。

慢性副鼻腔炎の中でも難治なのは、白血球の一種である好酸球の異常によって起こる「好酸球性副鼻腔炎」（Q10参照）です。好酸球性副鼻腔炎になると鼻タケ（鼻ポリープ）が多発して鼻づまりがひどくなり、早期に嗅覚障害に陥ります。

また、副鼻腔炎は歯のトラブルが原因で起こることも少なくありません。上あごの歯根の細菌感染が上顎洞《がくどう》に広がると、「歯性上顎洞炎」（Q18参照）を引き起こします。ほかにも、真菌（カビ）の感染で起こる「副鼻腔真菌症」（Q45参照）、気圧の変化で起こる「航空性副鼻腔炎」（Q12参照）などがあります。

（中川雅文）

Q8 「急性」と「慢性」があるそうですが、どう違いますか？

副鼻腔炎《びくう》は「急性副鼻腔炎」と「慢性副鼻腔炎」に分けられます。

このうち急性副鼻腔炎は、発症後1カ月以内に症状が消失する場合をいいます。原因のほとんどは細菌感染・ウイルス感染によるカゼと考えられています。そのため、カゼが治れば、副鼻腔炎も軽快・消失するので長引くことはあまり多くありません。副鼻腔炎の8～9割は、この急性で占められています。

一方、慢性副鼻腔炎は、鼻づまり、鼻水、後鼻漏《こうびろう》、セキなどの症状が3カ月以上続いた場合をいいます。この段階になると、副鼻腔の粘膜や自然口（鼻腔と副鼻腔をつなぐ穴）が肥厚《ひこう》したり、鼻タケ（鼻ポリープ）ができたりして、手術を検討しなければならなくなるケースも少なくありません。慢性化の原因はさまざまなことが考えられますが、最近は好酸球性副鼻腔炎（Q10参照）の患者さんが増えています。

慢性副鼻腔炎に進行したあとも細菌・ウイルスに再感染すると、急性憎悪といって症状が一気に重くなることがあるので注意が必要です。

（中川雅文）

Q9 慢性副鼻腔炎になるとやはり治りにくいですか？

慢性副鼻《び》腔《くう》炎には「ちくのう症」「好酸球性副鼻腔炎」「歯性上顎《がく》洞《どう》炎」「副鼻腔真菌症」などがあり、それぞれ治りにくさが違います。

まず、ちくのう症は、細菌感染・ウイルス感染で副鼻腔の粘膜に炎症が起こり、症状が悪化した状態です。悪化して鼻タケ（鼻ポリープ）ができると手術が必要になりますが、たいていは局所療法や薬物療法で治せます。

次に、好酸球性副鼻腔炎は、厚生労働省から難病に指定されている治りにくい難治性のタイプです。ステロイド薬の投与と内視鏡手術でかなり治りますが、再発をくり返しやすいのが難点といえるでしょう。

さらに、歯性上顎洞炎では原因となっている歯の治療が必要となり、抜歯をさける場合は手術が必要になることもあります。また、副鼻腔真菌症の治療では薬が効きにくいことが多く、手術で真菌（カビ）を除去しなければなりません。いずれも自然に治ることはないので、適切な治療を受けることが肝心です。

（中川雅文）

Q10 「好酸球性副鼻腔炎」とはどんな病気ですか？

「好酸球性副鼻腔《びくう》炎」は、左右の鼻腔に多発性の鼻タケというポリープができ、手術で切除してもすぐに再発してしまう難治性の病気です。厚生労働省から難病にも指定されています。

好酸球とは白血球の一種で、本来はアレルギー反応を抑える働きを担っています。しかし、好酸球が過剰に活性化すると、副鼻腔に炎症が起こることがあるのです。

今のところ、好酸球性副鼻腔炎が発症する原因はよくわかっていません。気管支ぜんそく、アスピリン不耐症、薬物アレルギーの人に起こりやすいことから、なんらかの免疫の異常によるものと考えられます。

とはいえ、好酸球性副鼻腔炎の人は、カゼを引くと急性憎悪（急に症状が悪化すること）を起こすこともあるので、日ごろから細菌・ウイルスの感染予防が必要です。

性別で見ると男性よりも女性に多く、たいてい20歳以上になってから発症します。15歳以下の子供が発症することはほとんどありません。国内での患者数は、約20万人いる慢性副鼻腔炎の人の10分の1に当たる約2万人と推計されています。

好酸球性副鼻腔炎の主な症状は、鼻づまり、鼻水、嗅覚《きゅうかく》障害です。そのほかに、気管支ぜんそく発作、難聴、耳閉感、耳だれが起こることもあります。ちなみに、好酸球性副鼻腔炎で耳の症状が現れるのは「好酸球性中耳炎」といって鼓膜の奥の鼓室に好酸球が密集し、炎症反応を起こすからです。

好酸球性副鼻腔炎の治療では、ステロイド薬（ステロイドは副腎《じん》皮質ホルモン）の服用が基本になります。ステロイド薬には強力な抗炎症作用があり、服用すると鼻タケを縮小させる効果が期待できるのです。また、ステロイド薬には、好酸球性中耳炎の症状を改善する効果もあります。

しかし、鼻タケが大きくなったら、内視鏡手術で完全に取り去る必要があります。（中川雅文）

鼻タケ（鼻ポリープ）とは

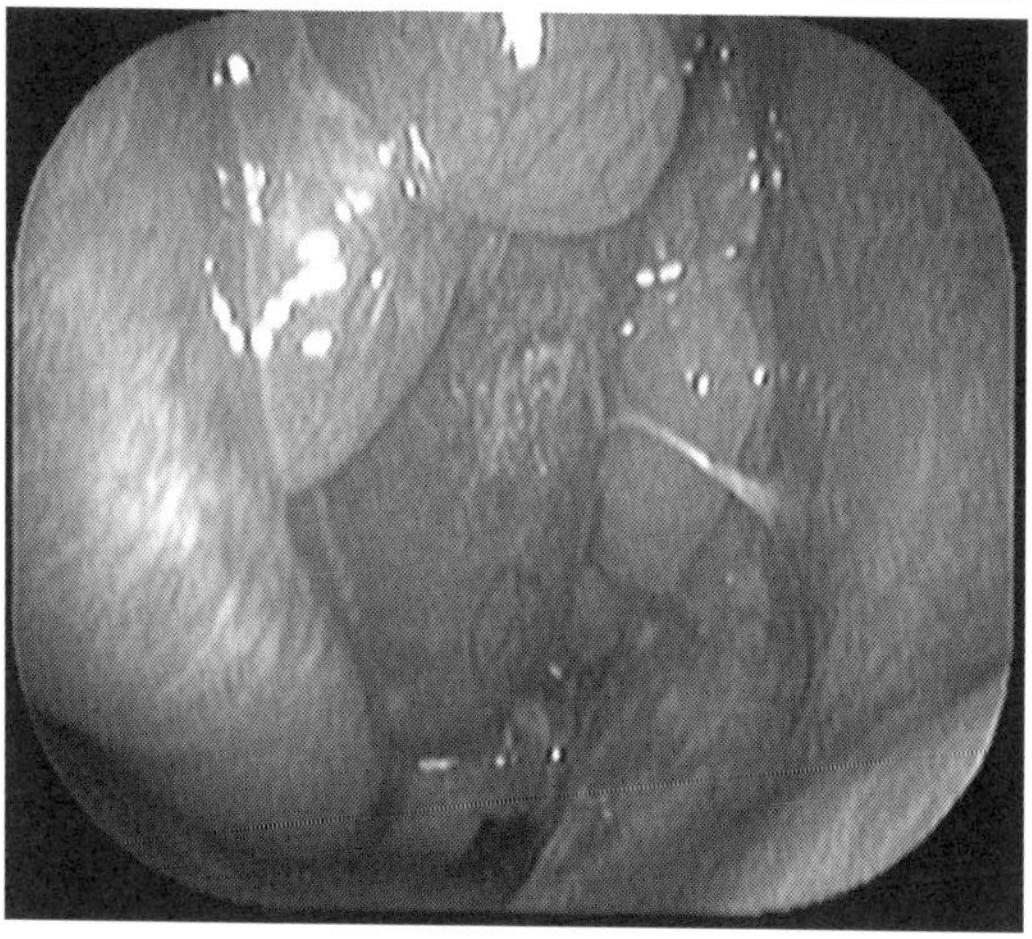

鼻タケ（鼻茸）とは鼻の中にできるポリープで、副鼻腔内の粘膜が腫れてキノコ状になったもの。好酸球性副鼻腔炎の人に多発し、大きくなると鼻呼吸をしづらくなり、早い段階で嗅覚障害に陥る。

Q11 好酸球性副鼻腔炎は手術でも完治せず、再発をくり返すというのは本当ですか？

好酸球性副鼻腔《びくう》炎は、内視鏡手術で鼻タケ（鼻ポリープ）を除去すれば、いったんは治ります。しかし、安心してはいけません。というのも、手術で鼻タケを取り除いても、すぐに再発をくり返すことが多いからです。

国内の研究グループが行った臨床調査によると、内視鏡手術で鼻タケを除去したあと6年以内に50％の人が再発していると報告されています。

そもそも、好酸球性副鼻腔炎は、免疫細胞の一つである好酸球が過剰に活性化することで起こります。**今のところ、好酸球の働きを抑えて鼻タケの発生を防ぐ治療法はありません。そのため、手術後は局所療法やステロイド薬の服用を続けながら経過を観察し、鼻タケが大きくなったら再手術を実施することになります。**

なお、好酸球性副鼻腔炎は、細菌感染・ウイルス感染で急性憎悪（急に症状が悪化すること）を起こすことがあるので、手洗いを習慣にしたり、免疫力を保つために規則正しい生活を心がけたりすることも大切です。

（中川雅文）

Q12 「航空性副鼻腔炎」もあるそうですが、どんな病気ですか？

標高の高い峠道を自動車で走ったり、飛行機に乗って空を飛んだりしたときに気圧の変化で耳がつまった経験は誰にでもあるでしょう。

実は、気圧の変化は耳だけでなく鼻にも影響を与えます。急激に気圧が変動すると外気と副鼻腔《びくう》内の間で圧力に大きな差が生じ、それに体がうまく対応できなくて副鼻腔の炎症で顔面痛が現れることがあるのです。特に、飛行機の降下時に生じることが多いので、これを「航空性副鼻腔炎」と呼んでいます。

航空性副鼻腔炎は、飛行機に搭乗しているときだけでなく、高層ビルのエレベーターの降下時や天候の悪化で起こることもあります。

もっとも、航空性副鼻腔炎による顔面痛が現れやすいのは、すでにカゼ、アレルギー性鼻炎、急性・慢性副鼻腔炎を発症していて、自然口（鼻腔と副鼻腔をつなぐ穴）の周囲の粘膜が腫《は》れている人です。ですから、航空性副鼻腔炎を解消するためには、鼻の炎症を取る治療が必要になります。

（中川雅文）

Q13 命にもかかわる合併症を招くことがあると聞きました。本当ですか？

基本的に副鼻腔炎《びくう》は、命にかかわる病気ではありません。鼻タケ（鼻ポリープ）も良性の腫瘤《しゅりゅう》なので、大きくなくて症状もなければ放置していても大丈夫です。

ただし、細菌感染・ウイルス感染を原因とする副鼻腔炎が悪化すると重大な合併症を招くことがあり、特に要注意なのは「眼窩《がんか》内合併症」と「頭蓋《ずがい》内合併症」です。

眼窩内合併症では、眼窩（眼球が収まっている頭骨前面の凹み）に炎症が起こり、最悪の場合は「海綿静脈洞血栓症」を招きます。海綿静脈洞血栓症は、敗血症性（敗血症は感染症による臓器障害）の血栓症で目の痛みや眼筋マヒ、視力障害が現れ、やがて死に至ります。死亡率が30～50％に達する、非常に危険な合併症です。

一方、頭蓋内合併症では、炎症が髄膜《ずいまく》や脳などに達して「脳腫瘍《しゅよう》」「髄膜炎《ずいまく》」「硬膜下膿瘍《のうよう》」「硬膜上膿瘍」などの病気を引き起こします。死亡率は10％程度ですが、頭蓋内合併症でも海綿静脈洞血栓症を併発することがあるので油断なりません。自己判断でようす見をしてこじらせることのないよう、早めの受診が大切です。（中川雅文）

第2章

副鼻腔炎を招く原因についての疑問14

Q14 副鼻腔炎は何が原因で起こりますか?

副鼻腔《びくう》炎は、副鼻腔の粘膜に炎症が起こる病気で、その主な原因は細菌感染・ウイルス感染による鼻カゼです。カゼを引き起こす一部の細菌やウイルスが上気道（鼻腔から咽頭《いんとう》までの気道）に感染すると、鼻腔（鼻の穴の内側）を経由して副鼻腔の粘膜に炎症が生じます。

ですから、**カゼを引いたあとに鼻づまり、鼻水などの症状が長引くようなら副鼻腔炎を疑い、早めに耳鼻咽喉《いんこう》科を受診して適切な治療を受けることが肝心です。**

とはいえ、副鼻腔の粘膜の炎症は、細菌感染・ウイルス感染以外の原因で起こったり、悪化したりすることもあります。具体的には次のとおりです。

●**真菌感染**……カビ（真菌）が副鼻腔内に感染して強い炎症を起こす（副鼻腔真菌症とも呼ばれている）。原因菌としてはアスペルギルスが最も多いといわれている

●**アレルギー**……花粉やハウスダストなどのアレルゲン（アレルギーを引き起こす物質）を吸引すると、それが原因で副鼻腔内にアレルギー反応を起こすことがある。アレルギー性鼻炎による鼻腔の炎症に伴って発症すると考えられている

●好酸球の過剰な働き……白血球の一種である好酸球が過剰に活性化すると、副鼻腔に炎症が起こり、鼻タケ（鼻ポリープ）を生じることがある。気管支ぜんそくやアスピリン不耐症、薬物アレルギーの人に多いといわれている

●歯根への細菌感染……上あごの奥歯（臼歯《きゅうし》）の歯根が細菌感染して炎症が起こると、その真上にある上顎洞《がくどう》にも細菌が侵入し、歯性上顎洞炎を発症することがある。虫歯（う蝕《しょく》）の治療で歯の神経を抜いた人や、歯周病の人は要注意

●慢性気管支炎性疾患……慢性気管支炎などの呼吸器疾患が原因となって、その炎症が副鼻腔まで波及することがある

●気圧の変化……航空機に搭乗中、高層ビルのエレベーターに乗ったとき、台風や低気圧など天候の悪化で副鼻腔炎の炎症が悪化することがある

これらの原因で副鼻腔炎が起こった場合には、まず耳鼻咽喉科を受診し、必要に応じて歯科でも併せて治療を受ける必要があります。

そのほか、大気や水の汚染、栄養不良、不衛生な状態、親からの遺伝、薬剤耐性菌の増加などが原因で生じる副鼻腔炎もあります。漫然と薬物治療を受けていたり、自己判断で治療を中止したりすると、副鼻腔炎を起こしている菌が耐性菌になってしまい、難治化を招きかねないので、くれぐれも注意してください。

（中川雅文）

Q15 原因の一つ「急性鼻炎」を引き起こす病原菌はなんですか?

ウイルス感染、あるいはほこり、粉じん、化学物質などを吸い込んだことによって発症する鼻カゼを「急性鼻炎」といいます。急性鼻炎は、副鼻腔《びくう》炎を引き起こす最たる原因といっていいでしょう。

特に、ウイルスなどの病原体は副鼻腔炎を悪化させて、命にかかわる合併症（Q13参照）も招くやっかいな存在です。急性鼻炎を引き起こす病原菌は、カゼの原因ウイルスであるコロナウイルス、ライノウイルス、インフルエンザウイルスです。さらに、さまざまな細菌に二次感染することで副鼻腔炎が起こると考えられています。

第3回全国耳鼻咽喉《いんこう》科領域感染症臨床分離菌全国サーベイランスの報告によると、副鼻腔炎の人から検出された主な病原菌は、肺炎球菌（全体の29・4％）、インフルエンザウイルス（同21・5％）、溶連菌属（同9・5％）となっています。このように検出菌の中でインフルエンザウイルスが大きな割合を占めていることからも、急性鼻炎が副鼻腔炎の発症に大きくかかわっていることがうかがい知れます。

（中川雅文）

Q16 急性鼻炎が副鼻腔炎を引き起こすのはなぜですか？

急性鼻炎（鼻カゼ）は、主に上気道（鼻《び》腔《くう》から咽《いん》頭《とう》までの気道）の粘膜にカゼの原因ウイルス（Q15参照）が感染することで発症します。上気道に感染したウイルスは、増殖をくり返しながら鼻腔内全体に広がって粘膜に炎症を起こします。そして、ウイルスの感染や炎症は、やがて副鼻腔内の粘膜へと広がっていきます。

急性鼻炎の多くは局所療法や薬物療法を受ければ、たいてい10日程度で治ります。急性鼻炎に伴って副鼻腔炎が起こるのは、肺炎球菌をはじめとするさまざまな細菌に二次感染して炎症が悪化するためと考えられます。

急性鼻炎の症状は、鼻づまり、鼻水、嗅《きゅう》覚《かく》障害などであり、副鼻腔炎とよく似ていますが、鼻カゼが2週間以上続くようなら急性副鼻腔炎を疑うことを忘れてはいけません。自己判断でようすを見るのではなく、速やかに耳鼻咽《いん》喉《こう》科を受診しましょう。

なお、急性鼻炎にかかると、副鼻腔炎だけでなく中耳炎を併発することもあるので耳の症状にも注意してください。

（中川雅文）

Q17 日本人は副鼻腔炎になりやすいと聞きました。欧米人より鼻が低いからですか？

概して欧米人は鼻が高く、日本人は鼻が低く平たい顔です。こうした骨格の違いが、副鼻腔《びくう》炎のかかりやすさに影響しています。鼻の低い私たち日本人は副鼻腔炎になりやすいのです。

その**理由は、鼻のフィルター機能の違い**にあります。

呼吸器の入り口である鼻には、ほこりや細菌、ウイルスなどを取り除くフィルター機能として鼻毛が生えています。さらに、鼻腔の粘膜にある繊毛（細胞表面の細毛状の小器官）もほこりや細菌などを外に排出するフィルターの役割を担っています。

鼻の高い欧米人は鼻も長い、つまり長いフィルターを持っているのでフィルター機能がよく働き、その分、副鼻腔炎にかかりにくいと考えられています。一方、**鼻の低い日本人は鼻が短いのでフィルター機能が弱く、副鼻腔炎にかかりやすい**傾向があります。逆に、鼻の高い欧米人は、花粉症やダニによるアレルギー性鼻炎に悩まされる人が日本人よりも多いといわれています。

（中川雅文）

Q18 歯槽膿漏など歯の病気が原因になると聞きました。本当ですか？

最近は、歯の病気が原因で副鼻《び》腔《くう》炎が生じるケースが増えています。歯ぐきの感染から細菌が歯根を経由して上顎洞《がくどう》まで、その細菌感染を広げることで生じます。この病気は「歯性上顎洞炎」と呼ばれています。

歯性上顎洞炎が起こりやすいのは、上あごの奥歯（臼歯《きゅうし》）の歯根尖端《せんたん》部分です。中でも、第二大臼歯（奥から2番目の臼歯）の歯根尖端と上顎洞の底は2ミリしか離れていません。そのため、歯根が上顎洞に露出していることも多く、細菌が侵入して副鼻腔炎になりやすいのです。親知らずの抜歯で生じることが多いようですが、最近は高齢化に伴い歯周病（歯槽膿漏《しそうのうろう》）で上顎洞炎になる人が増えています。

症状としては、歯痛、歯肉膨張、頬部《きょうぶ》痛や、悪臭を伴う鼻水が出ます。これらの症状が現れたら、耳鼻咽喉《いんこう》科と歯科で治療を受けてください。急性期なら抗菌薬の服用で消炎するのですが、薬に反応しない場合には根管治療・歯周治療が必要になることもあります。ひどい場合は抜歯や、根治目的での手術が必要になることもあります。（中川雅文）

Q19 事故による鼻の骨折が原因になると聞きました。なぜですか？

交通事故やスポーツ中のケガなどで鼻を骨折（鼻骨骨折）し、ゆがんだまま治ると、鼻腔《びくう》の形状が変わり、鼻腔の通気機能が悪くなってしまいます。鼻の立体的な構造がくずれて鼻腔が狭くなると、本来なら鼻粘膜の繊毛《せんもう》（細胞表面の細毛状の小器官）が取り払ってくれるはずのほこりや細菌などが鼻腔の中で滞ってしまい、それが感染の引き金となって副鼻腔炎にかかりやすくなると考えられます。

鼻骨骨折は、1週間以上たつと骨が変形したままくっついてしまい、整復が難しくなります。また、骨折して変形した鼻は、見た目が悪いうえ、鼻のトラブルの温床となります。ですから、鼻を骨折したら、ただちに耳鼻咽喉《いんこう》科、場合によっては形成外科を受診することが肝心です。

鼻骨骨折の治療では、鼻骨鉗子《かんし》で骨をはさんで持ち上げ、もとの位置に戻す手術が行われます。整復後は、鼻の中にガーゼをつめ、鼻の外からギプスを当てて固定することになります。この手術は日帰りでも可能です。

（中川雅文）

Q20 鼻が曲がっているといわれます。副鼻腔炎の原因になりますか？

日本人の５人に１人は、鼻中隔という左右の鼻腔《びくう》（鼻の穴の内側）を分ける間仕切りの骨が曲がっています。日本人は平たい顔の構造ゆえに、鼻中隔がまっすぐ高い鼻に成長するのではなく、頭蓋《ずがい》骨に押しつぶされるように曲がってしまうからです。

このように鼻の骨が曲がって変形している状態を「鼻中隔弯《わん》曲症」といいます。

鼻中隔弯曲症の人は、鼻の穴の通気が悪く、ほこりや細菌、ウイルスなどを取り除くフィルター機能も低下するので、副鼻腔炎を招きやすいといえるでしょう。

鼻中隔の弯曲の程度が重いと、鼻呼吸ができなくて不便を感じたり、いびきや嗅覚《きゅうかく》障害、鼻出血が起こったり、いつも同じ鼻だけがつまったりします。一側性の鼻閉（片側だけの鼻づまり）がある場合、鼻中隔弯曲症かもしれません。

もっとも、鼻中隔の弯曲の程度が軽く、鼻呼吸ができて、いびきや嗅覚障害、鼻出血などの症状がなければ、さほど気にする必要はありません。実際のところ、鼻中隔の弯曲は、大なり小なりほとんどの日本人に見られるものです。

（中川雅文）

Q21 副鼻腔炎になりやすい人はいますか?

副鼻腔《びくう》炎は、新生児から高齢者まで幅広い年齢層に発症する病気です。原因もさまざまなので一概にはいえませんが、次のような人がなりやすいといえるでしょう。

●免疫力が低下し、細菌・ウイルスに感染しやすい人
●アレルギー体質の人で、すでに花粉症などのアレルギー性鼻炎を発症している人
●上あごの奥歯(臼歯《きゅうし》)を治療中、あるいは過去に治療したことのある人
●気管支ぜんそく、アスピリン不耐症、下気道炎(慢性気管支炎など)の人
●鼻が曲がっている人(鼻中隔彎《わん》曲症の人)
●喫煙している人、あるいは家族が喫煙している人
●親が副鼻腔炎にかかったことのある人

さらに、副鼻腔炎の重大原因である急性鼻炎(鼻カゼ)は、環境からも大きな影響を受けます。ほこりや粉じんが飛散していたり、アンモニアや塩素ガスなどの化学物質が漂っていたりする環境で仕事をしている人も、副鼻腔炎にかかりやすいのではないかと推察されます。

(大久保公裕)

Q22 疲労やストレスがたまっているとなりやすいと聞きました。なぜですか？

疲労やストレスは、免疫力を低下させる重大原因です。免疫力が衰えると、鼻のフィルター機能が十分に働かずに細菌やウイルスが侵入して感染しやすくなり、副鼻腔《びくう》炎にもかかりやすくなります。

鼻の免疫力のかなめとなるのは、鼻の奥でのどの上側にある「鼻咽腔《びいんくう》」（上咽頭ともいう）という部位です。ここは外からほこりや細菌、ウイルスの影響を受けやすいのですが、咽頭扁桃《へんとう》（アデノイド）というリンパ組織があり、強力な免疫力を発揮することで病気から体を守っています。ところが、**免疫力が低下すると鼻咽腔は外からの脅威を防ぎきれなくなって炎症が生じるのです。そのすぐ上は鼻腔なので、鼻咽腔に炎症が生じると副鼻腔炎を発症するリスクが大きくなります。**

ですから、免疫力をアップして鼻咽腔の働きをよくするためにも、疲労やストレスがたまっている人は、忙しい日常を見直して体を休めたり、趣味を楽しんで気分をリフレッシュしたりすることを心がけましょう。

（大久保公裕）

Q 23
ぜんそくや気管支炎のある人はなりやすいと聞きました。なぜですか？

気管支ぜんそくや慢性気管支炎などの呼吸器疾患《しっかん》がある人は、健康な人に比べて2・7〜3・8倍ほど副鼻《び》腔《くう》炎になりやすいといわれています。

そもそも、鼻腔（鼻の穴の内側）などの上気道と気管支などの下気道は「ひと続きの気道（ワンエアウェイ）」です。なので、副鼻腔炎（特に好酸球性副鼻腔炎）と呼吸器疾患（特に気管支ぜんそくのようなアレルギー性の呼吸器疾患）は「一つの疾患（ワンディジーズ）」であり、併発しても不思議ではありません。（大久保公裕）

副鼻腔炎と呼吸器疾患の関係

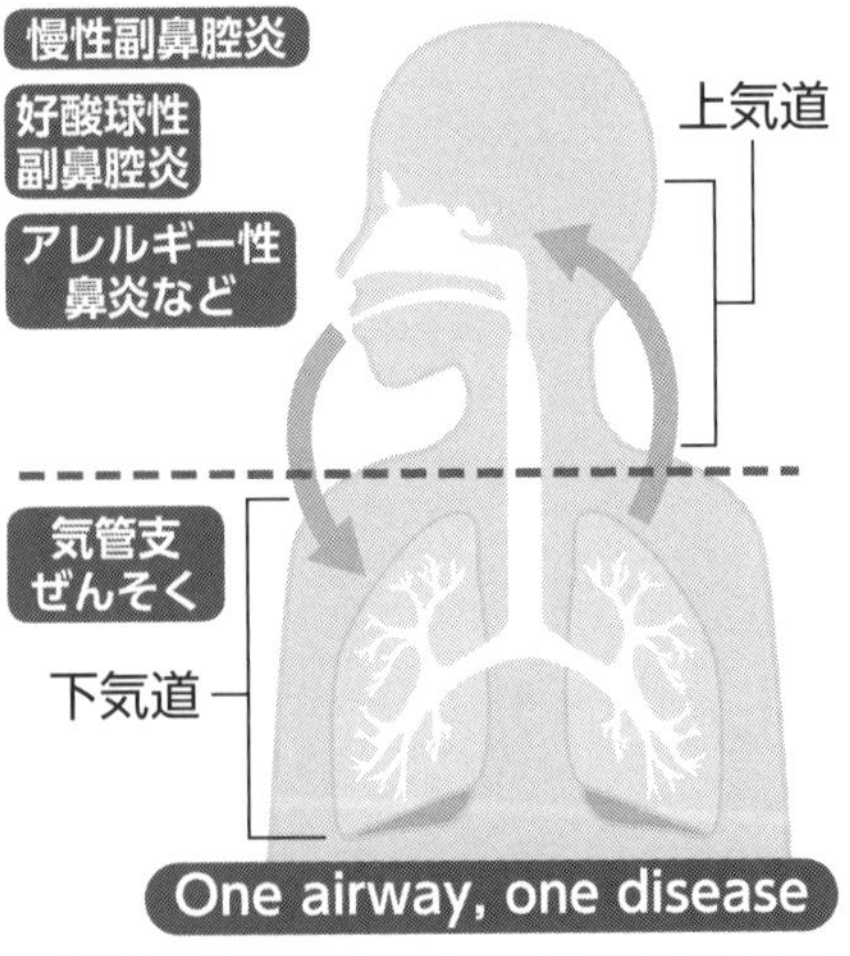

最近、上気道と下気道は「ひと続きの気道（one airway）」であり、副鼻腔炎と呼吸器疾患は「１つの疾患（one disease）」ととらえる考えがある。

Q24 年を取るとなりやすいですか?

副鼻腔炎《びくう》は加齢性の病気ではないので、年を取ったからといってなりやすくはなりません。むしろ、年齢が上がるにつれて体が獲得する抗体（病原体と戦う物質）は増えるので、細菌感染・ウイルス感染による慢性副鼻腔炎は減ると考えられます。

実際に、新潟大学医学部耳鼻咽喉《いんこう》科学教室の研究によると、慢性副鼻腔炎の手術を受ける人の年齢層は１９７０年代まで大半は10～20歳代でしたが、１９８０年代以降は60歳代まで、おおむね均等に分布していると報告されています。

このように年齢分布の偏りがなくなったのは、栄養状態の向上や抗菌薬による治療などによって若い人の慢性副鼻腔炎が減少したためと推察されます。

近年は、好酸球性副鼻腔炎（Q10参照）を発症する人が増えていますが、これは基礎疾患《しっかん》として気管支ぜんそくやアスピリン不耐症を抱えている人に多いので、加齢とともに増えるとは一概にはいえません。

唯一、虫歯や歯周病を原因とする歯性上顎洞《がくどう》炎（Q18参照）は、若い人よりも中高年以降に起こりやすいと考えられるでしょう。

（大久保公裕）

Q25 太った人がなりやすいと聞きました。なぜですか？

肥満になると体の内側に脂肪がつくので、咽頭《いんとう》や鼻の空気の通りが悪くなることがあります。とはいえ、副鼻腔《びくう》炎の多くは細菌感染・ウイルス感染による急性鼻炎（鼻カゼ）、アレルギー、好酸球の過剰な活性、歯の病気が原因で起こるので、太っているからといって、かかりやすくなることはありません。

強いていえば、**肥満の人に多い糖尿病は、副鼻腔炎の遠因になります。**糖尿病になると免疫力が低下し、さまざまな感染症を合併しやすくなります。中でも、真菌（カビ）などへの感染は、敗血症（感染症による臓器障害）を招くこともあるので、糖尿病の人にとって大きな脅威といえるでしょう。

実は、慢性副鼻腔炎の一つである**「副鼻腔真菌症」**（Q45参照）**は、糖尿病の人に起こりやすいのです。**とりわけ、高度な脱水状態に陥る糖尿病性ケトアシドーシス（血液が酸性に傾いた状態）を起こした人は、副鼻腔真菌症が重症化しやすいので注意しなければなりません。

（大久保公裕）

Q26 喫煙者はなりやすいですか？

タバコの煙には、５３００種類以上の化学物質が含まれており、それらは私たちの体にとって有害なものばかりです。しかも、タバコの煙は口から吸い込むため、鼻腔《びくう》（鼻の穴の内側）や気道、呼吸器への悪影響は甚大といえるでしょう。当然ながら、**喫煙者は、副鼻腔炎を発症するリスクが大きくなります。**

実際に、喫煙するとアレルギー反応が強くなるので、副鼻腔炎を招く原因の一つであるアレルギー性鼻炎（Q42参照）が起こりやすくなります。スウェーデンで行われた研究でも、喫煙歴のある人はそうでない人に比べて、アレルギー性鼻炎に１・６倍かかりやすいと報告されているのです。

ですから、喫煙者で鼻づまり、鼻水などの症状が気になる人は、副鼻腔炎の発症を防ぐためにも、ぜひ禁煙を心がけてください。

また、タバコの副流煙（タバコの先端から立ちのぼる煙）を周囲にいる人が吸ってしまう受動喫煙も、同様に副鼻腔炎を引き起こす遠因になります。家族に喫煙者がいたら、禁煙をすすめるか分煙することが大切です。

（大久保公裕）

Q27 副鼻腔炎は親から子供へ遺伝する病気ですか？

副鼻《び》腔《くう》炎の多くは細菌感染・ウイルス感染によって発症するので誰にでも起こりえますが、遺伝的要因が関係しているのではないかとも考えられています。

国内で行われた研究によると、両親の一方が副鼻腔炎の場合、その子供も発症する確率は60・2%。また、両親がともに副鼻腔炎の場合、その子供が発症する確率は82・6%と報告されています。

どの遺伝子が副鼻腔炎の発症に関与しているのかは、まだわかっていません。一部では、アジア人に特有の遺伝子であるHLA-B54の可能性が高いといわれています。（大久保公裕）

副鼻腔炎は遺伝しやすい

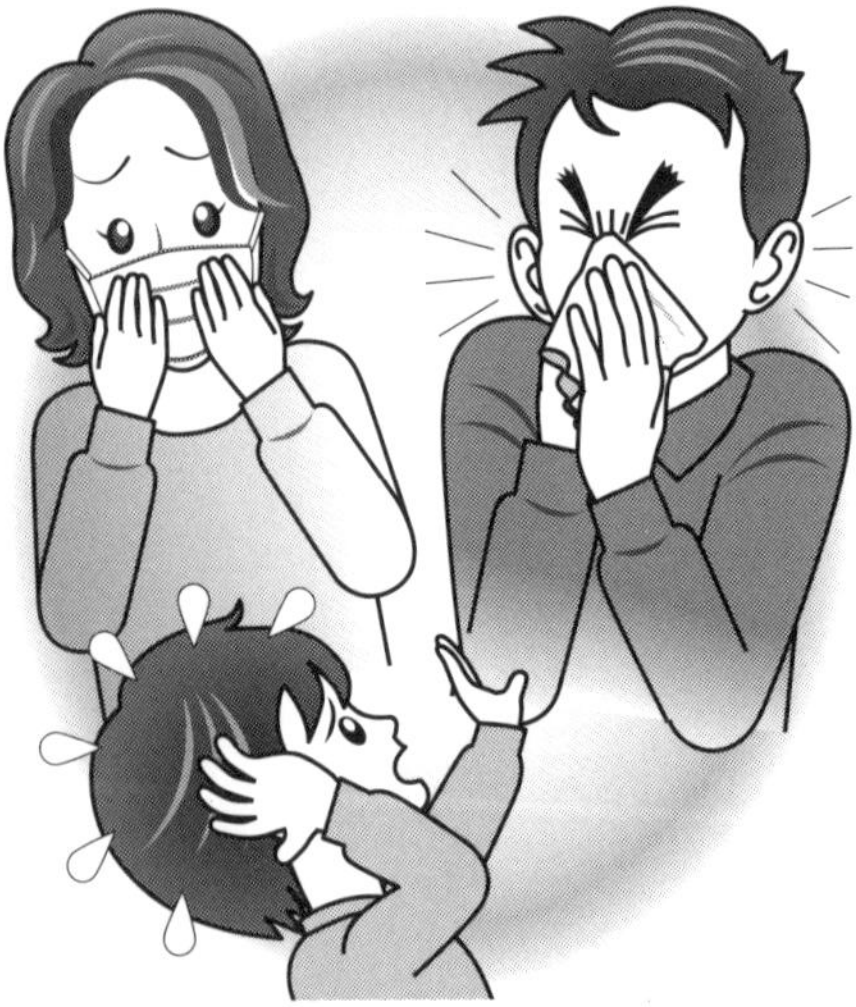

国内の研究によると、両親の一方が副鼻腔炎で子供が発症する確率は60.2%、両親とも副鼻腔炎で子供が発症する確率は82.6%と報告されている。

第3章

副鼻腔炎の症状についての疑問19

Q 28
副鼻腔炎を発症するとどんな症状が現れますか？

副鼻腔炎《びくう》を発症すると、鼻がつまり、鼻水が出るようになります。初期（急性副鼻腔炎）のころは、主な発症原因である急性鼻炎（鼻カゼ）の症状と似ているので、副鼻腔炎の発症に気づかない人も多いようです。

しかし、黄色や緑色をした膿《のう》性で粘り気の強い鼻水が出たり、鼻水がのど側に流れたり（後鼻漏《こうびろう》という）、顔面痛や頭痛、歯痛が起こったり、嗅覚《きゅうかく》障害・味覚障害でにおいや味がわかりにくくなったりするので、鼻の異常を自覚するようになります。

特に、顔や頭に現れる痛みは急性副鼻腔炎ほど強く現れるので、発症を示す重要なサインといえるでしょう。その痛みは、副鼻腔炎ごとに次のように違っています。

- ●上顎洞《がくどう》炎の痛み……ほおの痛み、歯痛、頭痛が現れる
- ●前頭洞の痛み……おでこの痛みや頭痛が現れる
- ●篩骨《しこつ》洞の痛み……目の奥や両目の間が痛み、涙目や激しいおでこの痛みが現れる
- ●蝶形骨《ちょうけい》洞の痛み……頭の芯《しん》の痛み、目に鋭い痛みが現れる。目がチカチカする

発症から3カ月以上を経過して慢性副鼻腔炎に進行すると、右記の症状に加えて発症原因ごとに特徴的な症状が現れるようになります。具体的には次のとおりです。

●ちくのう症（慢性副鼻腔炎の悪化）……副鼻腔内の炎症が悪化して膿《うみ》がたまり、鼻の穴やのど側に流れ出る。自分の鼻水や口臭に嫌なにおいを感じるようになる

●アレルギー性鼻炎との合併……鼻の奥のムズムズ感、連続するくしゃみ、皮膚のかゆみなど花粉症のような症状を併発。鼻やのどだけでなく目にも症状が現れる

●好酸球性副鼻腔炎……鼻粘膜の腫《は》れや肥厚《ひこう》が悪化して鼻タケ（鼻ポリープ）が生じ、鼻閉が起こる。また、解熱剤であるアスピリンを服用することでぜんそくのような症状が出たり、鼻炎が急性増悪したりするアスピリン不耐症を合併することもある

●歯性上顎洞炎……悪臭のある鼻水が出たり、ほおが痛くなったりする。そうした症状が現れる前に、歯痛や歯ぐきの腫れなどの異常を生じることがある

●副鼻腔真菌症……悪臭のある鼻水が流れ出て、出血を伴うこともある。さらに重症化すると、高熱や頭痛、視力障害なども現れる

このように、副鼻腔炎の症状は実にさまざまで、発症原因によって現れる症状には違いがあり、それぞれ異なる経過をたどります。重症化を防ぐためには、早期に適切な検査を受けて病気の原因を特定することが重要です。

（中川雅文）

Q 29 自覚症状のない「隠れ副鼻腔炎」があるそうですが、くわしく教えてください。

副鼻腔《びくう》に炎症が起こったからといって、必ずしも鼻づまりや鼻水などの自覚症状が現れるわけではありません。炎症が軽微で無症状ということも珍しくないのです。

これを便宜的に、「隠れ副鼻腔炎」と呼ぶことにしましょう。

隠れ副鼻腔炎は、本格的な病気を発症する前の予備群の状態です。隠れ副鼻腔炎の人は医療機関を受診しないので、これまでその実態は明らかではありませんでした。

そんな中、国立長寿医療研究センターは、老化・老年病予防を目的とした長期縦断疫学研究に参加している人たちの頭部をＭＲＩ（磁気共鳴断層撮影）で検査し、副鼻腔の状態を調査しました。その結果、副鼻腔炎と考えられる人は全体の約７％で、副鼻腔炎というほどではないレベル（すなわち隠れ副鼻腔炎）も加えると約４人に１人に上顎洞《がくどう》の粘膜の腫《は》れや液体（膿《うみ》）の滞留が認められたのです。

隠れ副鼻腔炎は、本格的な病気の前段階だけではなく、過去に発症して寛解している（症状が一時的に消失している）人も含まれると考えられます。

（中川雅文）

Q30 副鼻腔炎は放置するとどんどん悪化しますか？

急性鼻炎（鼻カゼ）に伴って起こる急性副鼻腔炎《びくう》なら、放置してもたいてい鼻カゼが治るにつれて自然に消失するので、心配ありません。注意しなければならないのは、鼻づまりや鼻水が３カ月以上続く慢性副鼻腔炎です。

慢性副鼻腔炎には、アレルギーや好酸球の異常、真菌感染、歯の病気などが関与していることが多く、**ほうっておくと副鼻腔の炎症が悪化して大きな鼻タケ（鼻ポリープ）ができたり、眼窩《がんか》内合併症・頭蓋《ずがい》内合併症（ともにQ13参照）といった命にかかわる重大な合併症を招いたりすることがあります。**

そうでなくとも副鼻腔炎が悪化した場合、嗅覚《きゅうかく》障害・味覚障害でにおいや味がわからなくなる、鼻水がのどに流れる後鼻漏《こうびろう》に悩まされて睡眠障害に陥る、集中力が低下して仕事が手につかなくなるなど、ＱＯＬ（生活の質）が大幅に低下します。

そうならないためにも、鼻づまりや鼻水が長引くようなら、速やかに耳鼻咽喉《いんこう》科を受診することが大切です。

（中川雅文）

Q31 鼻づまりがあります。副鼻腔炎ですか？

鼻づまりのタイプと原因

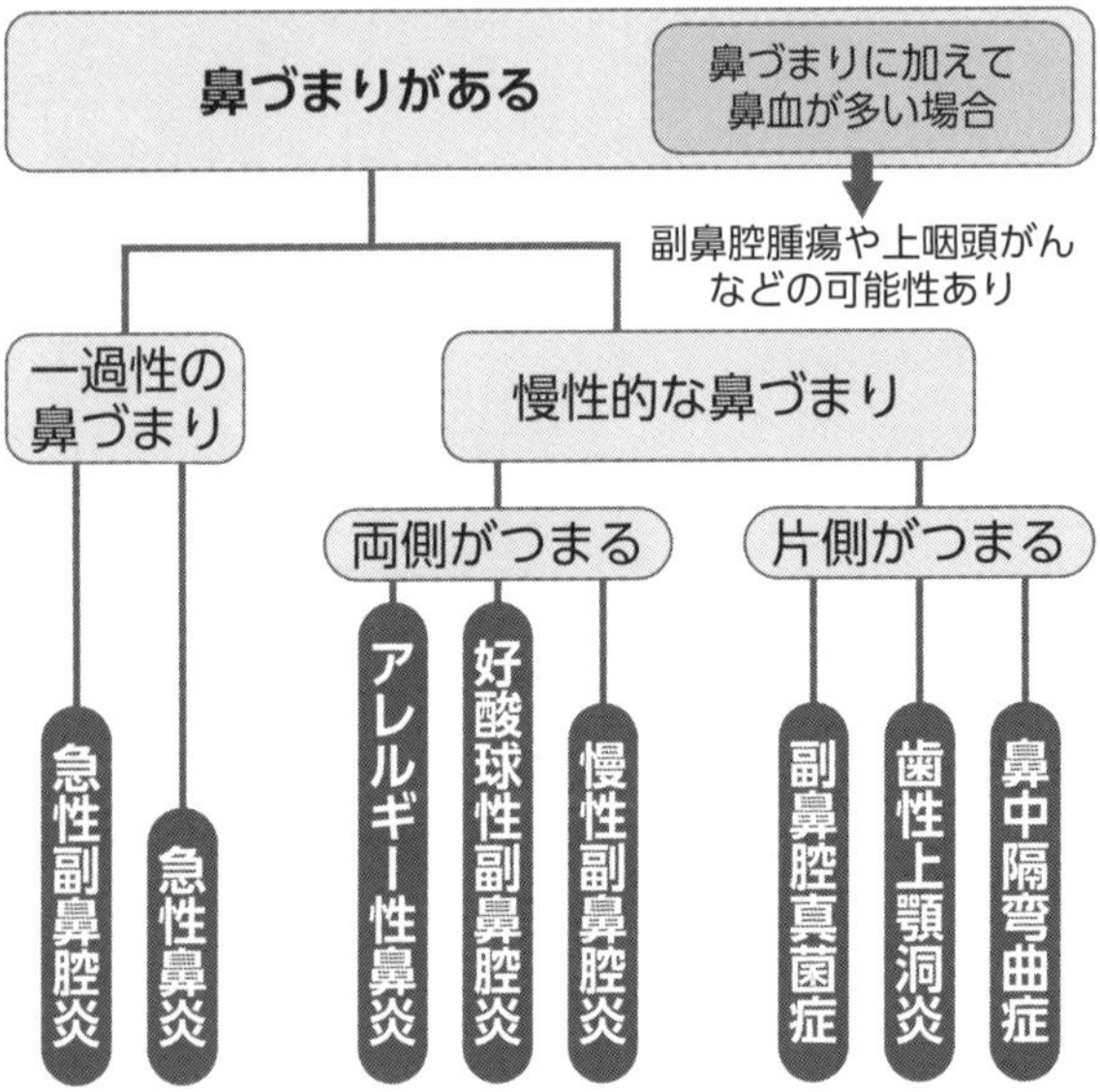

※あくまで目安です。確定診断は医療機関でお受けください

鼻づまりは、鼻の病気に共通する鼻の症状です。副鼻《び》腔《くう》炎でも、ほぼ間違いなく現れる症状です。

とはいえ、**病気の違いによって鼻づまりの起こり方は変わります。**見分け方のポイントは、一過性の鼻づまりか慢性的な鼻づまりか、両側がつまっているか片側がつまっているかです（鼻づまりのタイプと原因は上の図参照）。

なお、臭《くさ》い鼻水に混じって鼻血が多いときは、がんなど悪性の病気の可能性があります。

（中川雅文）

Q32 鼻水がひどい。副鼻腔炎ですか？

鼻水チェックで病気の原因を探る

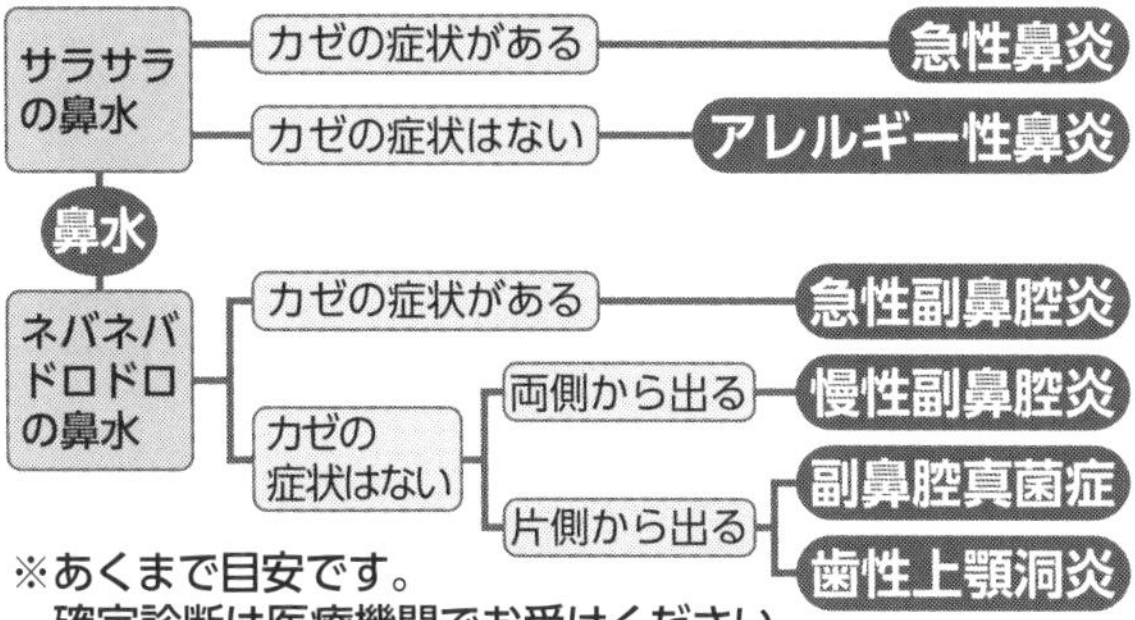

※あくまで目安です。
確定診断は医療機関でお受けください

とめどもなく流れ出る鼻水は、副鼻《び》腔《くう》炎の典型的な症状の一つです。とはいえ、カゼ（急性鼻炎を含む）やインフルエンザ、花粉症などのアレルギー性鼻炎を発症した場合にも鼻水の症状はひどくなります。

副鼻腔炎の場合は、膿《のう》性で粘りの強いネバネバドロドロした黄色や緑色の鼻水が出るのが大きな特徴です。

一方、急性鼻炎やアレルギー性鼻炎の場合は、サラサラした鼻水が出るので見分けられるでしょう。

また、カゼの症状はあるのかないのか、鼻水が鼻の両側から出るのか片側から出るのかで、同じ副鼻腔炎でもタイプが違ってきます。

鼻水がひどい人は、上のフローチャートを参考にして、原因となる病気を探ってみてください。

（中川雅文）

Q33 鼻水がのどに流れ落ちます。副鼻腔炎ですか？

通常、鼻水は鼻の穴から流れ出るものですが、逆方向の、鼻の奥からのど側に流れていくことも少なくありません。この症状を「後鼻漏《こうびろう》」といいます。

後鼻漏の原因のうち、最も多いのが副鼻腔炎《びくう》です。副鼻腔炎の鼻水は、粘度が強くネバネバしているので不快に感じられ、人によってはセキが続いたり、夜に熟睡できなくなったりします。

中には、副鼻腔炎が見つからないのに後鼻漏に悩む人がいます。この場合、慢性上咽頭炎《いんとう》（Q44参照）の可能性があります。

（中川雅文）

後鼻漏とは

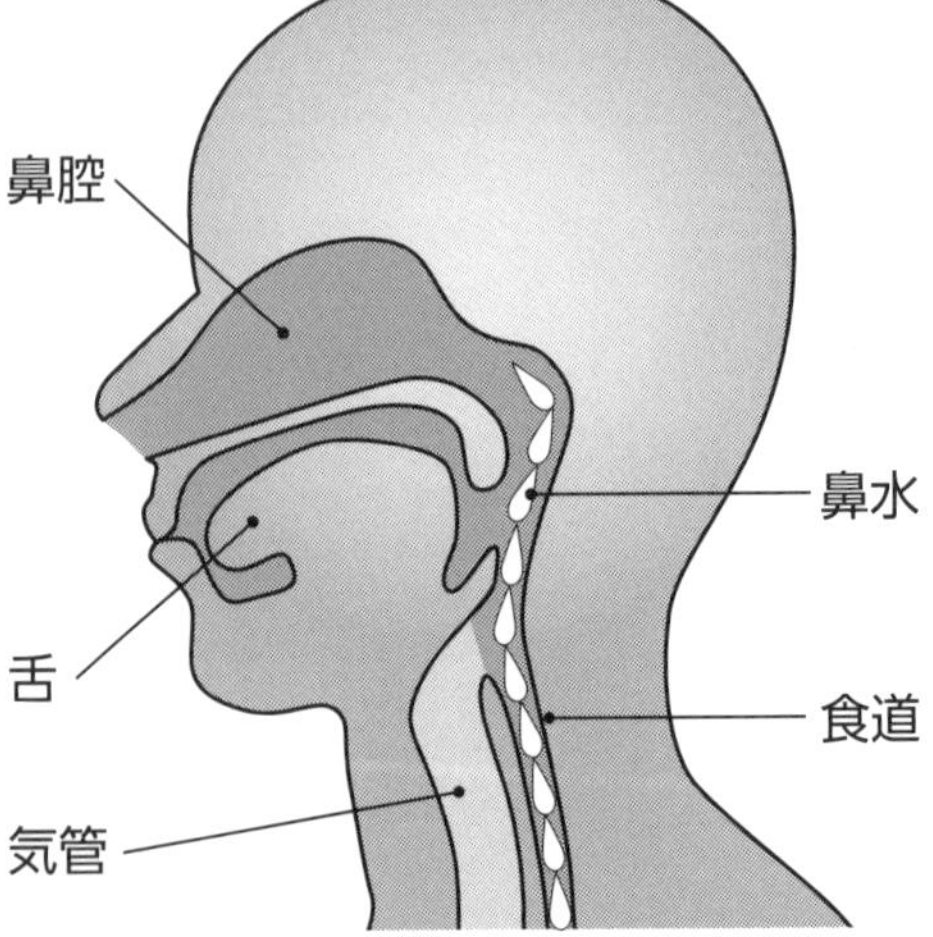

後鼻漏とは、鼻水が鼻の奥からのど側に流れていくこと。鼻水がサラサラしていればあまり気にならないが、粘度が強くネバネバしていると不快感があり、セキや不眠の原因にもなる。

Q34 セキ・タンがひどい。副鼻腔炎ですか？

ふつう、セキやタンは、カゼやインフルエンザ、あるいは呼吸器疾患《しっかん》を発症したときに現れる症状ですが、副鼻腔《びくう》炎による膿《うみ》が後鼻漏《こうびろう》となってのどに回り込み、セキ・タンの原因となることもあります。**タンが粘り気の強い黄色や緑色で、鼻をかんだときの鼻水と同じ性状の場合は、副鼻腔炎の可能性も考えられるでしょう。**

副鼻腔炎ではなく呼吸器疾患でもないのに後鼻漏やセキが続くときは、慢性上咽頭《いんとう》炎（Q44参照）を疑うことも必要でしょう。

解熱鎮痛剤の服用をきっかけに、ぜんそくのようなひどいセキや、鼻づまりなどが現れた場合、好酸球性副鼻腔炎（Q10参照）のケースもあります。こうしたアスピリン不耐性とも呼ばれる症状を経験した人は、専門医に相談したほうがいいでしょう。

とはいえ、発熱やのどの痛み、関節痛などのカゼ症状があってセキ・タンがひどい場合、まずは内科で治療を受けてください。カゼやインフルエンザが治ったあとも鼻づまりや鼻水が長引くようなら、耳鼻咽喉《いんこう》科で検査を受けて副鼻腔炎を発症していないか確認したほうがいいでしょう。

（中川雅文）

Q35 においが感じられません。副鼻腔炎ですか？

においは、大気に含まれるにおい粒子を鼻から吸い込み、その粒子が鼻腔《びくう》内の嗅《きゅう》上皮に到達することで感じます。嗅上皮にある嗅細胞や嗅神経が正常に働かなくなったり、認知症のように脳の働きが衰えたりすると、においを感知できなくなります。

しかし、においが感じられなくなる嗅覚障害の最大の原因は、副鼻腔炎などの鼻の病気です。鼻づまりがひどくて鼻閉になったり（呼吸性）、鼻腔内の炎症が悪化したりして（末梢《まっしょう》神経性）、においを感じられなくなると食事の風味そのものを楽しめず、味覚もおかしくなってきます。

嗅覚障害の要因

●呼吸性（閉塞性）

⇒鼻腔内の空気の循環が妨げられ、においの分子が嗅粘膜に届かなくなる

●末梢神経性（嗅粘膜・嗅神経性）

⇒嗅粘膜の嗅細胞や、嗅神経が障害されることによって起こる

●中枢神経性

⇒頭部外傷、脳腫瘍、脳卒中、認知症などによって脳神経が変化することで起こる

●混合性

⇒いくつかの要因の合併

なお、嗅覚障害はアレルギー性鼻炎などほかの鼻の病気、頭部外傷、脳腫瘍《しゅよう》、脳卒中、認知症、ストレスなどでも起こるので、必ずしも副鼻腔炎とはいえません。

（中川雅文）

Q36 においに敏感で不快に感じます。副鼻腔炎ですか？

においの異常には、その障害の性質から、においの「量的な異常」と「質的な異常」の二つに大別されます。量的な異常は、におわない、あるいは、においを弱く感じるといったもの。質的な異常（異臭・錯感覚）は、変なにおいがする、何のにおいかわからない、あるいは、無臭なのに何かにおうように感じるといったものです。

においの量的な異常の代表的な原因が、副鼻腔炎で現れる嗅覚《きゅうかく》障害です。初期は鼻づまりが原因で量的な異常が前面に出ますが、感染が悪化して鼻漏《びろう》（鼻水）が膿《のう》性化すると異臭を感じるようになり、質的な異常も生じてきます。

思春期の心の不安定さから生じる自分の体臭に苦しむ自己臭症や、更年期や月経不順などの性ホルモンのアンバランスが原因で生じる嗅覚過敏症は、不規則な生活やストレスが原因でさらに増悪化することが知られています。

においの異常を自覚したときは、まず耳鼻咽喉《いんこう》科で副鼻腔炎など鼻の病気に伴うにおいの障害であるかどうかを確認してもらい、副鼻腔炎のないことを確認したうえで、メンタルヘルスの専門医や婦人科に相談するといいでしょう。

（中川雅文）

Q37 鼻血が頻繁に出ます。副鼻腔炎ですか？

副鼻腔《びくう》炎になると粘り気の強い膿《のう》性の鼻水が出ますが、副鼻腔真菌症（Q45参照）を除いて鼻血が出ることはほとんどありません。鼻をかんだときに血が混じったり、**血がしたたり落ちたりした場合、ほかの病気を疑ったほうがいいでしょう。**

具体的には、内臓の病気（糖尿病、肝硬変、腎《じん》不全など）、血液の病気（白血病、血友病、血小板減少症など）、血圧の病気（高血圧など）、がん（副鼻腔がん、鼻腔がんなど）にかかると鼻血が出やすくなります。

不整脈や脳梗塞《こうそく》などの病気になると医師から血液サラサラの薬が処方されます。そうした薬を服用している人の場合、鼻をかんだとき、くしゃみをした拍子のわずかな刺激で、なかなか止まらない鼻出血を起こすことがあります。

こうした血液サラサラの薬には耳鼻科医も手を焼きますが、最近は鼻出血を起こす副作用を持たない血液サラサラの薬（ノアック、ドアック）も出てきています。血液サラサラの薬が原因で頻繁に出血している人は、内科の医師と相談して薬を替えてもらうのも一考です。

（中川雅文）

Q38 鼻からの異臭や口臭がするといわれます。副鼻腔炎ですか？

鼻から異臭や悪臭がする場合、細菌感染・ウイルス感染で副鼻腔《びくう》内に炎症が起こり、膿《うみ》がたまっていると考えられます。膿が鼻水といっしょに鼻腔（鼻の穴の内側）を流れるので、自覚的に異臭・悪臭が感じられるのです。

最初のうちは、周囲に生ゴミでもあるのではないかと錯覚しますが、やがて自分の鼻に異臭・悪臭の原因があるとわかります。とりわけ、**慢性副鼻腔炎（ちくのう症）が悪化すると、多くの人がこうしたことを経験します**。さらに、**後鼻漏《こうびろう》で異臭・悪臭のする鼻水がのど側に流れると、口臭の原因になります**。

なお、副鼻腔真菌症（Q45参照）、歯性上顎洞炎《がくどう》（Q18参照）でも同様に鼻から異臭・悪臭がすることがあります。基礎疾患《しっかん》として糖尿病があれば副鼻腔真菌症が疑われ、歯痛や歯ぐきの腫《は》れを伴っていると歯性上顎洞炎の可能性が考えられます。

セルフケアとして鼻うがい（やり方はQ81参照）をやれば異臭・悪臭は和らぎますが、早めに耳鼻咽喉《いんこう》科で治療を受けるようにしましょう。

（中川雅文）

Q39 鼻やのどの奥が痛い。副鼻腔炎ですか？

副鼻腔《びくう》炎で鼻やのどの奥が痛くなるのは、細菌感染・ウイルス感染で急性鼻炎（鼻カゼ）を起こしている初期のころです。カゼ症状がなくなって慢性副鼻腔炎に進行すると、鼻やのどの奥が痛くなることはありません。

カゼ症状がないのに鼻やのどの奥に痛みが現れる場合には、慢性上咽頭炎《いんとう》（Q44参照）の疑いが濃厚でしょう。その場合、慢性上咽頭炎の治療が必要です。

慢性副鼻腔炎の人は慢性上咽頭炎を併発することもあるので、鼻やのどの奥の痛みが気になるなら耳鼻咽喉《いんこう》科で検査を受けたほうがいいでしょう。

むしろ気をつけなければならないのは、慢性副鼻腔炎に進行したあとの細菌・ウイルスへの再感染です。カゼやインフルエンザにかかると副鼻腔に細菌・ウイルスが再感染し、急性憎悪といって鼻やのどの痛みなどの症状が一気に重くなります。

ですから、慢性副鼻腔炎の人は、カゼやインフルエンザにかからないように手洗い、マスク着用を心がけることが大切です。また、インフルエンザのワクチンは毎年、接種しましょう。

（中川雅文）

Q40 嗅覚が衰えると認知症になりやすいですか？

認知症と嗅覚《きゅうかく》の衰えは密接な関係にあります。しかし、嗅覚が衰えることで認知症になりやすくなるというわけではありません。

認知症は記憶が失われていく病気で、最近の記憶から徐々に失われていく「逆行性健忘」という現象が、その特徴です。

認知症で記憶がおぼろげになると、そのことを指摘された当人は、わかったふりをしたり、とぼけてみたり、あるいは話題をそらすなど無意識に上手にふるまいます。そんなこともあって、いっしょに暮らす家族はなかなか認知症に気づけず、長い時間を費やしてしまいがちです。最近のことは忘れていても、若いころの古いことを覚えていたりするので、家族も「認知症ではないか」と疑うこともあまりないのです。

それでも認知症が進むと、古い記憶さえも思い出すことができなくなってきます。認知症が進むと子供のころに大好きだった食べ物のにおいや味の記憶も思い出せなくなってしまいます。したがって、嗅覚が衰えて、認知症が進むのではなく、認知症が進んだから、においの記憶を思い出せなくなってしまうのです。

（中川雅文）

Q41 鼻水・鼻づまりなど症状が副鼻腔炎とよく似た病気はありますか？

副鼻腔《びくう》炎と同じように鼻水・鼻づまりが起こる病気には、カゼやインフルエンザ、アレルギー性鼻炎、血管運動性鼻炎（Q42参照）、鼻中隔弯《わん》曲症（Q46参照）などがあります。とりわけ、花粉症などのアレルギー性鼻炎は、副鼻腔炎を併発しやすく、症状もよく似ている病気です。

ほかに、「アデノイド肥大」も鼻づまりの原因になります。

これは、のどで免疫力を発揮し、細菌やウイルスの侵入を防ぐ咽頭扁桃《いんとうへんとう》（アデノイド）というリンパ組織が肥大化し、鼻腔が狭くなる病気です。アデノイド肥大は、免疫がまだ十分に発達していない幼少期に細菌やウイルスに感染して起こることが多く、実際、アデノイド肥大は子供が多く発症しています。

ですから、子供が副鼻腔炎や右記の病気以外で鼻づまりを訴えたら、アデノイド肥大の可能性が高いでしょう。軽度なら成長とともに自然治癒《ちゆ》しますが、呼吸がしづらいなど日常生活に支障があれば手術が必要になります。

（大久保公裕）

Q42 副鼻腔炎と症状が似た「アレルギー性鼻炎」とはどんな病気ですか？

「アレルギー性鼻炎」は、鼻づまり・鼻水・くしゃみを主な症状とする病気です。日本では、３人に１人がアレルギー性鼻炎にかかっていると推計されています。

アレルギー性鼻炎は、一定期間だけ症状が現れる「季節性」（花粉症）と、一年じゅう症状が現れる「通年性」に大別されます。それぞれの主な原因物質は、季節性がスギやヒノキなどの花粉、通年性はハウスダスト（ほこりやダニ）です。花粉は一時的に大量に飛散することから、季節性の花粉症は症状が重くなる傾向があります。

治療は、薬物療法、アレルゲン免疫療法（抗原を体内に入れて体質を改善する方法）、手術などが行われます。また患者さん自身、マスクの着用や空気清浄機の使用などでアレルギーの原因物質を吸引しないようにすることも大切です。

ところで、アレルギー性鼻炎と同様の症状が現れる「血管運動性鼻炎」という病気もあります。ただし、この病気は温度差（寒暖差）などが原因で起こるのでアレルギー病ではありません。

（大久保公裕）

Q 43 アレルギー性鼻炎と副鼻腔炎の混合型が多いと聞きました。なぜですか？

アレルギー性鼻炎と副鼻腔炎《びくう》は、併発しやすい病気です。ある研究によると、アレルギー性鼻炎の人の約3割は、副鼻腔炎との混合型であると報告されています。

このように、アレルギー性鼻炎と副鼻腔炎の混合型が目立つようになったのは、**アレルギー体質の人が増えたからでしょう。**

そもそも1970年代以降、わが国では人々の栄養状態の向上、抗菌薬による治療などによって副鼻腔炎は軽症化し、患者数は減少の一途をたどりました。しかし、その一方でスギやヒノキの花粉、ハウスダストを原因物質とするアレルギー性鼻炎の患者数が増加。アレルギー性鼻炎になると、すでに鼻腔や副鼻腔の粘膜が腫《は》れているので、ちょっとした急性鼻炎（鼻カゼ）でもこじれて副鼻腔炎が多発するのです。

アレルギー性鼻炎と副鼻腔炎では、それぞれ治療法が違っているので、併発したら両方の治療を受けることになります。ふつうは、アレルギーを抑える薬（抗ヒスタミン薬など）と、マクロライド系などの抗菌薬を併用して改善を試みます。（大久保公裕）

Q44 「慢性上咽頭炎」とはどんな病気ですか？

「慢性上咽頭炎《いんとう》」は、上咽頭の炎症（上咽頭炎）が慢性化した病気です。

上咽頭は、のどの上側にある咽頭を上・中・下の三つに分けた場合、その上部に位置します。具体的には、鼻の奥の突き当たりです。ここは、鼻や口から空気を吸い込んだときに侵入した細菌やウイルス、異物などの脅威に常にさらされています。

そのため、**上咽頭には、免疫力を発揮するリンパ節や扁桃《へんとう》組織が密集しているのですが、常に外敵と戦っているので炎症が起こりやすいのです。**

この上咽頭への細菌感染・ウイルス感染は、副鼻腔《びくう》炎を招く重大原因になります。実際に、副鼻腔炎と上咽頭炎を併発するケースも少なくありません。

初期の急性上咽頭炎では、一時的に鼻の奥の痛み、耳の痛み、頭痛、鼻水といった症状が現れますが、その大半は適切な治療を受けることで改善します。

問題は、炎症をくり返したり、十分な治療を受けなかったりして、慢性上咽頭炎に進行した場合です。慢性上咽頭炎になると、急性の症状に加えて、後鼻漏《こうびろう》、鼻やのどの違和感・異物感が起こるだけでなく、花粉症やアトピー性皮膚炎、セキぜんそく、めまい、耳鳴り、頭痛など、さまざまな症状が現れます。

さらに、慢性上咽頭炎は、炎症のある部位から離れたところに起こる「病巣感染」の原因にもなります。最近では、ＩｇＡ腎《じん》症（腎臓の糸球体に免疫抗体のＩｇＡが沈着する病気）と扁桃炎・上咽頭炎の関連性が指摘されています。

慢性上咽頭炎の治療では、主にＥＡＴ（上咽頭擦過。Ｂスポット治療ともいう）が行われます。これは、炎症を起こしている上咽頭に、１％の濃度の塩化亜鉛溶液をこすりながら塗る治療法です。ＥＡＴを行うことで重症度のレベルがわかり、診断基準の一つにもなります。

ほかに、セルフケアとして、鼻うがい（やり方はＱ81参照）がすすめられます。これらの治療などで改善が難しい場合、手術を検討することになります。（大久保公裕）

慢性上咽頭炎とは

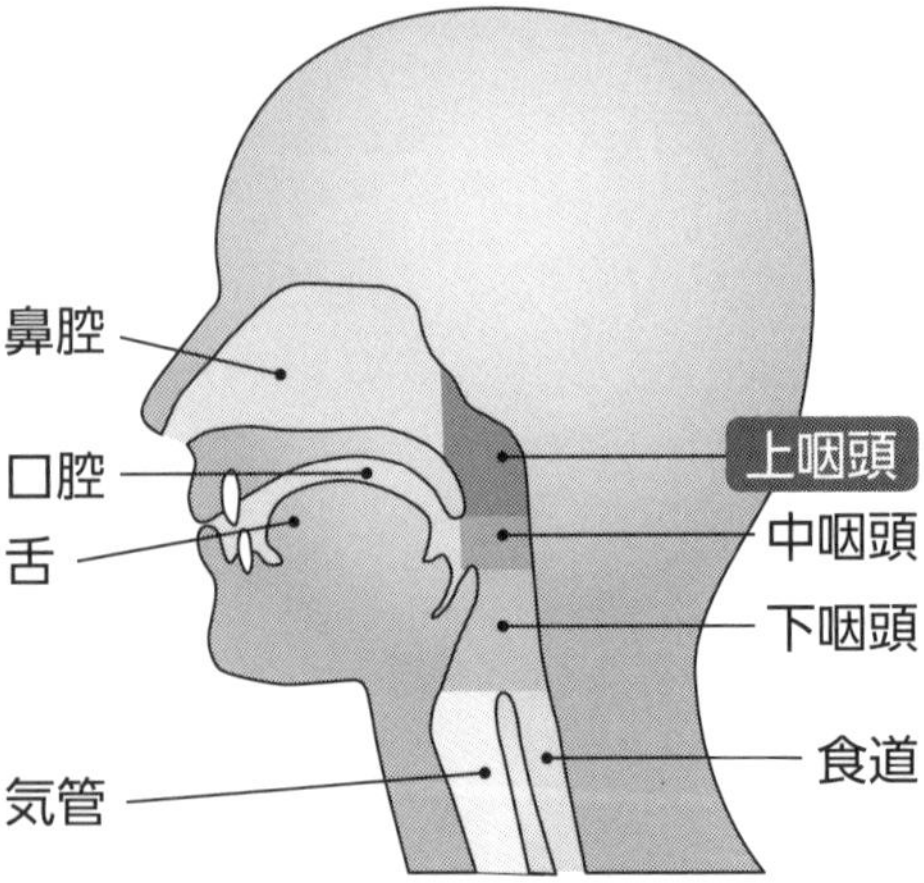

慢性上咽頭炎とは、のどの奥にある「上咽頭」に起こった炎症が慢性化した病気。鼻の奥の痛み、耳の痛み、頭痛、鼻水などに加え、後鼻漏、アトピー性皮膚炎などを引き起こす。

Q45 「副鼻腔真菌症」とはどんな病気ですか？

「副鼻腔《びくう》真菌症」は、真菌（カビ）の感染によって起こる慢性副鼻腔炎です。

副鼻腔真菌症は、糖尿病やがんの人、免疫抑制剤を使用している人、白血球の少ない人に起こりやすいという特徴があります。特に、糖尿病性ケトアシドーシス（血液が酸性に傾いた状態）を起こしている人は重症化しやすいので、注意が必要です。

症状は、悪臭のする膿《のう》性の鼻水、鼻血が出たり、頭痛・顔面痛が現れたりするほか、悪化すると高熱、視力低下、眼球突出などが起こることもあります。

副鼻腔真菌症は、重症で副鼻腔の周囲の骨を破壊する「浸潤型（破壊型）」、副鼻腔内のみに病変が認められる「非浸潤型」、真菌にアレルギー反応が起こる「アレルギー性」の３タイプに分かれます。

治療法は、浸潤型では副鼻腔洗浄、抗真菌薬の投与が行われます。ただし、抗真菌薬の効果は限定的なので、手術が必要になると考えたほうがいいでしょう。非浸潤型では、副鼻腔内にある真菌の塊を取り除く手術を受けることになります。アレルギー性では、ステロイド薬を中心とした薬物療法や手術が併用されます。（大久保公裕）

Q46 「鼻中隔弯曲症」とはどんな病気ですか？

「鼻中隔弯《わん》曲症」は、鼻の穴を左右に隔てている鼻中隔が曲がり、鼻腔《びくう》（鼻の穴の内側）内が狭くなってさまざまな症状が現れる病気です。

主な症状は、慢性的な鼻づまりで、それに伴っていびきや不眠、頭痛、嗅覚《きゅうかく》障害、鼻出血が起こるようになります。また、**慢性的な鼻づまりになると、鼻腔内の粘膜が炎症を起こしやすくなるため、副鼻腔炎を併発することも珍しくありません。**

原因として多いのは、思春期のころの骨の成長スピードのズレです。鼻中隔は軟骨と骨からできているのですが、軟骨の成長スピードがほかの骨よりも早いため、鼻中隔が大きく曲がってしまうことがあるのです。また、鼻の打撲や骨折などの外傷が原因で鼻中隔弯曲症が起こることもあります。

この病気は、細菌感染・ウイルス感染やアレルギーが原因ではなく、鼻の骨の構造に問題があるので、根治するためには矯正手術が必要になります。

もっとも、日本人なら誰でも、程度の差こそあれ鼻中隔は曲がっています。慢性的な鼻づまりなどの症状がなければ治療の必要はありません。

（大久保公裕）

第4章

副鼻腔炎の合併症についての疑問13

Q47 副鼻腔炎は「万病のもと」とは本当？どんな合併症を引き起こしますか？

副鼻腔《びくう》は目や脳と隣接しており、呼吸器ともつながっているため、副鼻腔炎が慢性化すると、さまざまな合併症が起こる可能性があります。

まず、目に起こる合併症（眼窩《がんか》内合併症）には眼球突出、眼球陥凹《かんおう》、眼球運動障害、視力障害、視野障害などがあります。さらに、眼窩内の炎症の悪化で失明したり、海綿静脈洞血栓症で命を落としたりするケースもあるので注意しなければなりません。

次に、脳に起こる合併症（頭蓋《ずがい》内合併症）には、脳膿瘍《のうよう》、髄膜《ずいまく》炎、硬膜下膿瘍、硬膜上膿瘍、海綿静脈洞血栓症などがあります。現れる症状は、運動障害、マヒ、意識レベル低下、精神症状（異常行動、性格変化、無気力化）などさまざまです。

さらに、気管支ぜんそくや慢性気管支炎などの呼吸器疾患《しっかん》を合併するケースも少なくありません。特に、好酸球性副鼻腔炎では気管支ぜんそくの合併が多発します。

副鼻腔真菌症では頭痛や顔面痛、高熱、視力低下など、全身の病気を誘発します。

ですから、副鼻腔炎は「万病のもと」といっても過言ではありません。（大久保公裕）

Q48 「鼻タケ」を合併しました。副鼻腔炎を悪化させるというのは本当ですか？

「鼻タケ（鼻ポリープ）」は鼻腔《びくう》や副鼻腔内にできるゼラチン様の腫瘤《しゅりゅう》で、慢性副鼻腔炎の10～20％に出現し、特に好酸球性副鼻腔炎（Q10参照）の人に多く見られます。

鼻タケが生じる原因やしくみは、まだ十分に解明されていません。おそらく好酸球などの免疫細胞から産生されるサイトカイン（生理活性物質）が、鼻腔や副鼻腔内の粘膜にある線維芽細胞を刺激することで生じるのではないかと推察されています。

鼻タケは良性のポリープなので、がん化する心配はなく（鼻タケに似ている乳頭腫はがん化する）、基本的にはほうっておいても大丈夫です。しかし、**鼻タケが大きくなって鼻の穴やのど側に飛び出すと鼻づまりがひどくなり、鼻呼吸ができなくなるばかりか、閉塞《へいそく》された副鼻腔内で炎症が悪化して合併症を招くことにもなります。**

治療は、ステロイド薬の塗り薬や飲み薬を用いることが基本になります。大きな鼻タケは手術で除去しますが、再発しやすいので多くの場合、手術後もステロイド薬の使用が欠かせません。

（大久保公裕）

Q49 合併しやすい「副鼻腔気管支症候群」とはどんな病気ですか？

「副鼻腔《びくう》気管支症候群」は、慢性副鼻腔炎に慢性化した下気道炎（慢性気管支炎、びまん性汎細《はんさい》気管支炎、気管支拡張症）が合併した病態です。

原因としては、副鼻腔炎による後鼻漏《こうびろう》（のど側に流れる鼻水）が気管に入り、下気道炎が起こるのではないかと考えられています（下行説）。また、最初に下気道炎があり、セキでタンが上気道に達して副鼻腔炎が起こるという説（上行説）もあれば、副鼻腔炎と上気道炎が同時に起こるという説（同時発生説）もあります。

胸部レントゲン検査で異常がないのに、セキが長引くような場合、副鼻腔気管支症候群を起こしているケースが少なくありません。

合併する下気道炎と、それぞれの特徴は次のとおりです。

- ●慢性気管支炎……ウイルス感染や喫煙によって、気管支に炎症が起こる
- ●びまん性汎細気管支炎……炎症が左右の肺にびまん性（広い範囲）に生じる
- ●気管支拡張症……気管支が拡張したまま、もとに戻らなくなる

副鼻腔気管支症候群のイメージ

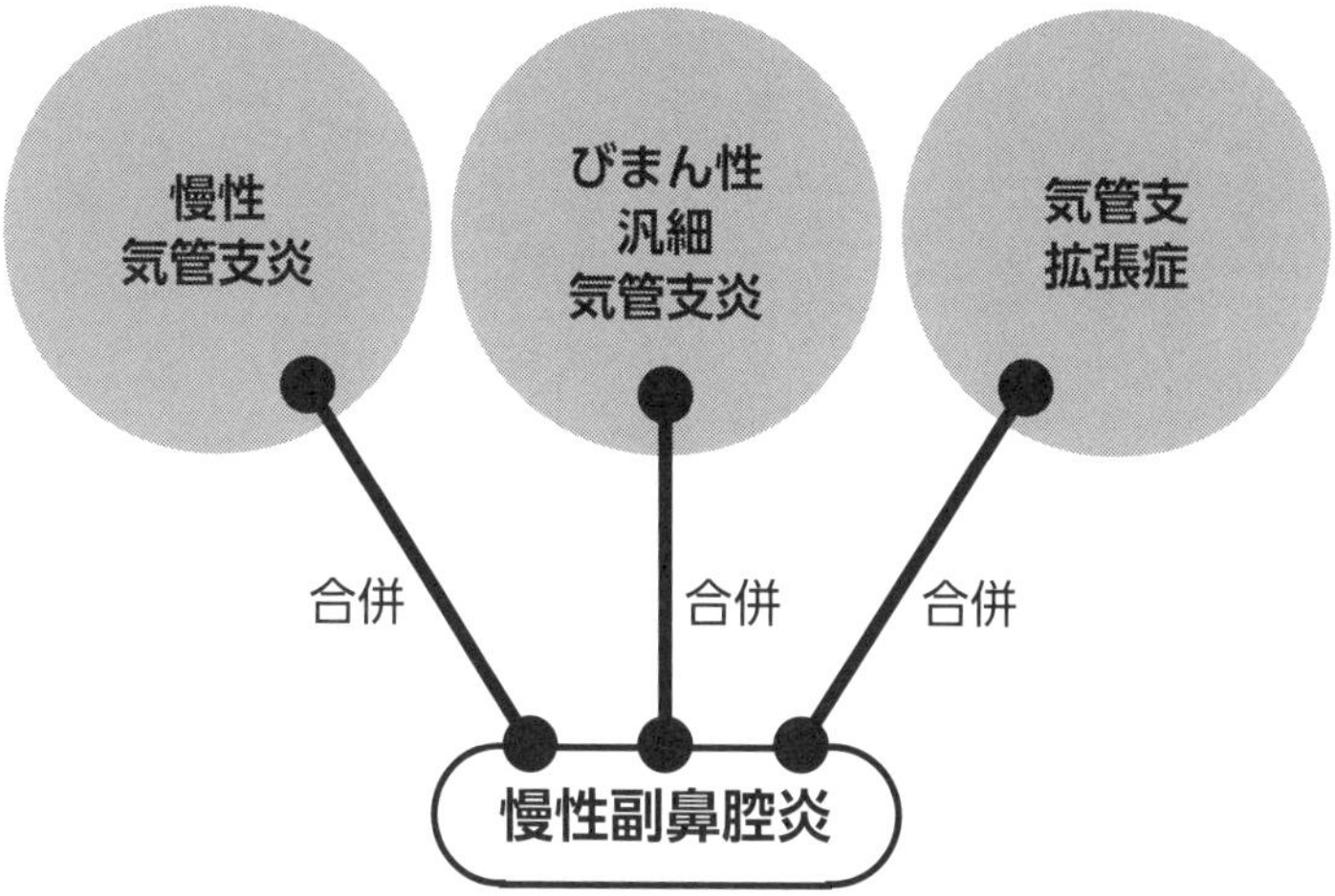

副鼻腔気管支症候群になると、副鼻腔炎の症状に加えて、呼吸困難を伴わないセキ、膿《のう》性で大量のタン（または血痰《たん》）、ゼーゼーという喘鳴《ぜんめい》、息切れなどが現れます。

治療は、マクロライド系の抗菌薬（少量持続投与）、去痰剤を用いた薬物療法が中心になります。中には治療開始から短期間で効果が現れる人もいますが、ふつうは、鼻の通りがよくなるなどの症状改善を実感できるまでに1～3カ月はかかります。

日常生活の注意点としては、タバコの煙をさけることです。また、カゼで重症化しやすいので感染症対策も重要になります。

薬物治療を6カ月ほど試して症状が十分に改善しない場合は、副鼻腔の手術を検討することになります。（大久保公裕）

Q50 副鼻腔炎が「気管支ぜんそく」を引き起こすのはなぜですか？

「気管支ぜんそく」は、副鼻腔《びくう》炎の一種の好酸球性副鼻腔炎と合併しやすい病気です。ただし、好酸球性副鼻腔炎を発症してから気管支ぜんそくになるのか、それとも逆に気管支ぜんそくを発症してから好酸球性副鼻腔炎になるのかについては、まだはっきりとしたことは判明していません。ある研究によると、好酸球性副鼻腔炎が先に発症した人の割合は約30％、好酸球性副鼻腔炎と気管支ぜんそくが同時に起こった人の割合は約35％と報告されています。

いずれにせよ、好酸球性副鼻腔炎と気管支ぜんそくに密接なかかわりがあることは間違いありません。共通点は、どちらも同じ免疫の異常によって起こる病気ということです。特に、アレルギー体質の人は、この二つの病気を合併する危険が大きいので気をつけなければなりません。

また、好酸球性副鼻腔炎になって鼻がつまると口呼吸になり、ぜんそくの発作が起こりやすくなるといわれています。

（大久保公裕）

Q51 副鼻腔炎からのぜんそくで生命が危険になることはありますか？

単独で発症する気管支ぜんそくと、好酸球性副鼻《び》腔《くう》炎と併発する気管支ぜんそくに違いはありません。どちらも激しいセキの発作が起こり、ときとして呼吸困難に陥って生命に危険が及ぶことがあることに注意しなければなりません。

強いていえば、好酸球性副鼻腔炎と併発する気管支ぜんそくの場合は鼻がつまっているので、発作に陥ったときの息苦しさは並大抵ではありません。

好酸球性副鼻腔炎と気管支ぜんそくが併発した場合、両方の治療を受けることになります。好酸球性副鼻腔炎の診療科が耳鼻咽喉《いんこう》科であるのに対し、気管支ぜんそくの治療は呼吸器内科で受けることになります。近くのクリニックに呼吸器内科がなければ、内科を受診してもかまいません。

気管支ぜんそくの治療は、慢性的な気管の炎症を抑えるために吸入ステロイド薬を使用することが基本になります。また、発作が起こったときには、気管を広げる作用のある短時間作用型吸入β《ベータ》2刺激薬を吸引します。

（大久保公裕）

Q 52 喫煙者に多い「COPD」になりやすいというのは本当ですか？

副鼻腔炎《びくう》にかかると、上気道（鼻腔から咽頭《いんとう》までの気道）とひとつながりになっている下気道（気管から肺胞までの気道）にも悪影響が及びます。

そのため、喫煙する副鼻腔炎の人は、「COPD」（慢性閉塞《へいそく》性肺疾患《しっかん》）を起こしやすい傾向があります。実際に、**COPDの患者さんのCT（コンピューター断層撮影）検査では、3人のうち1人に慢性副鼻腔炎が見つかるといわれているのです。**

このように副鼻腔炎の人にCOPDが多発する理由は、いくつか考えられます。

まず、副鼻腔炎が起こると鼻づまりになって口呼吸がクセになり、細菌やウイルスが呼吸器内に感染しやすくなります。次に、副鼻腔炎の後鼻漏《こうびろう》（のど側に流れる鼻水）が気管内に誤って入ると、それに含まれる炎症細胞や炎症メディエーター（免疫細胞が放出する生理活性物質）によって下気道に炎症が起こることがあります。

もちろん、COPDの一番の原因が喫煙であることは周知の事実です。副鼻腔炎は、COPDを引き起こす副次的な理由といえるでしょう。

（大久保公裕）

Q53 呼吸困難に陥る「気管支拡張症」を引き起こすのはなぜですか？

Q52で説明したように、副鼻腔炎《びくう》にかかると下気道（気管から肺胞までの気道）が細菌に感染しやすくなったり、炎症を起こしたりすることがあります。すると、副鼻腔気管支症候群（Q49参照）が多発します。「気管支拡張症」は、気管支が広がったままもとに戻らなくなる病気ですが、これも副鼻腔気管支症候群の一つです。

気管支拡張症は、気管支の内壁に慢性的な炎症が発生することで起こります。炎症を起こした気管支は弾力性を失い、その内側が傷ついて風船のように拡張するのです。すると、初期症状としてセキや喀血《かっけつ》が現れ、進行すると炎症が気管支から肺の末端にある肺胞まで及んで肺炎が起こったり、慢性呼吸不全に陥ったりします。

治療は、抗菌薬や吸入気管支拡張薬などによる薬物療法が中心になります。まれに、手術で肺の一部を切除することもあります。

一般に気管支拡張症は、嚢胞《のうほう》性線維症や自己免疫疾患《しっかん》（関節リウマチなど）の人がかかりやすいのですが、副鼻腔炎の人も注意したほうがいいでしょう。

（大久保公裕）

Q54 「睡眠時無呼吸症候群」と関係ありますか？

「睡眠時無呼吸症候群（SAS）」は、睡眠中に呼吸が止まってしまう病気です。くわしく説明すると、気道の空気の流れが止まった状態が10秒以上続くことを無呼吸といいます。そして、ひと晩（およそ7時間の睡眠中）に無呼吸が30回以上、あるいは1時間当たり5回以上ある場合に睡眠時無呼吸症候群と診断されます。

睡眠時無呼吸症候群の一番わかりやすいサインは、いびきです。この病気は、横になって眠っているときに舌根（舌のつけ根）がのど側に沈むことで起こります。すると気道が狭くなるため、いびきをかいたり、呼吸が止まったりするわけです。

一般的に、睡眠時無呼吸症候群にかかりやすいのは、肥満で首に脂肪がついている人と考えられています。そのような人は、すでに気道が狭くなっているのです。

また、鼻がつまっているなどの理由で口呼吸がクセになっている人も、睡眠時無呼吸症候群になりやすいことがわかっています。ですから、**副鼻《び》腔《くう》炎による鼻づまりで口呼吸ばかりしている人は、この病気の発症リスクが大きい**といえます。いびきをかくと家族から指摘される人は、すでに発症している疑いが濃厚でしょう。（大久保公裕）

Q55 合併しやすい「慢性上咽頭炎」が腎臓の病気を招くと聞きました。なぜですか？

最初に、副鼻腔《びくう》炎と合併しやすい「慢性上咽頭炎《いんとう》」と、慢性上咽頭炎が招く腎臓《じん》の病気「IgA腎症」について説明しましょう。

腎臓には、血液をろ過する糸球体という器官が密集しており、そこに抗体（病原体と戦う物質）の一つであるIgAというたんぱく質が沈着して腎機能が低下する病気が、IgA腎症です。この病気が悪化すると、腎不全に至ることがあります。

IgA腎症は原因不明の病気と考えられてきましたが、2000年代に入ってから扁桃《へんとう》炎や上咽頭炎による病巣感染で起こるケースが多いことがわかりました。つまり、慢性上咽頭炎が原疾患《しっかん》となってIgA腎症を引き起こすことがあるわけです。上咽頭炎は上咽頭に慢性的に細菌感染が及んでいることで症状が出てくるため、副鼻腔炎のような鼻腔の感染は慢性上咽頭炎を生み出す一つの原因と考えられます。

難治性の慢性上咽頭炎を放置していると、将来的にIgA腎症の発症リスクが高まると考えられるので、対策はしっかり行う必要があるでしょう。

（中川雅文）

Q56 慢性上咽頭炎を治すと話題の治療法「上咽頭擦過」について教えてください。

慢性上咽頭《いんとう》炎は副鼻腔炎と併発しやすい病気で、後鼻漏《こうびろう》（のど側に流れる鼻水）やのどの違和感、鼻や耳の痛みのほか、体のだるさやめまい、不眠を招くこともあります。消炎薬や抗菌薬を投与する薬物療法、ネブライザー療法、鼻洗浄（鼻うがい）などの治療が行われますが、慢性化した炎症はなかなか治りにくいのが実状です。

そんな慢性上咽頭炎の治療法として近年注目されているのが、**「上咽頭擦過（EAT）」という治療法です。**ＥＡＴでは、上咽頭に1％の濃度の塩化亜鉛溶液を医療用綿棒でこすりつけながら塗って炎症を治します。ＥＡＴの起源は、１９６０年代に日本の医師・堀口中作博士が考案した「Ｂスポット療法」にさかのぼります。当時、ＩｇＡ腎《じん》症に悩む患者さんも多くなく予後良好と考えられていたため、Ｂスポット療法はごく一部の耳鼻咽喉《いんこう》科の医師によって細々と続けられている処置の一つでした。

ところが今世紀に入り、ＩｇＡ腎症患者の増加と重症化が問題になりはじめました。高齢化に伴い、ＩｇＡ腎症患者の中に人工透析の必要な人が増えてきたのです。

そんな中、内科医の堀田修博士がＢスポット療法に着目し、内科医でも実施可能な手技である「ＥＡＴ」を開発し、ＩｇＡ腎症に対する効果を確かなエビデンス（科学的根拠）をもって証明されました。ＥＡＴはＢスポット療法と同じ治療法ではありませんが、抗炎症作用、後鼻漏やのどの症状やセキなどの沈静化、自律神経機能の改善などの効果が期待できるだけでなく、病巣感染によるＩｇＡ腎症の改善に有効であることも明らかになったのです。

ただし、そうした慢性炎症をＥＡＴで沈静化させるまでには最低でも２～３カ月、週１～２回のペースでＥＡＴを受ける必要があり、通院がままならない患者さんには鼻うがい（やり方はＱ81参照）を積極的に行うように指導しています。鼻うがいはＥＡＴのように目に見えた効果のある手法ではありませんが、健康増進や、ごく軽症の人には諸症状を改善させる効果が期待できます。

（中川雅文）

上咽頭擦過（EAT）とは

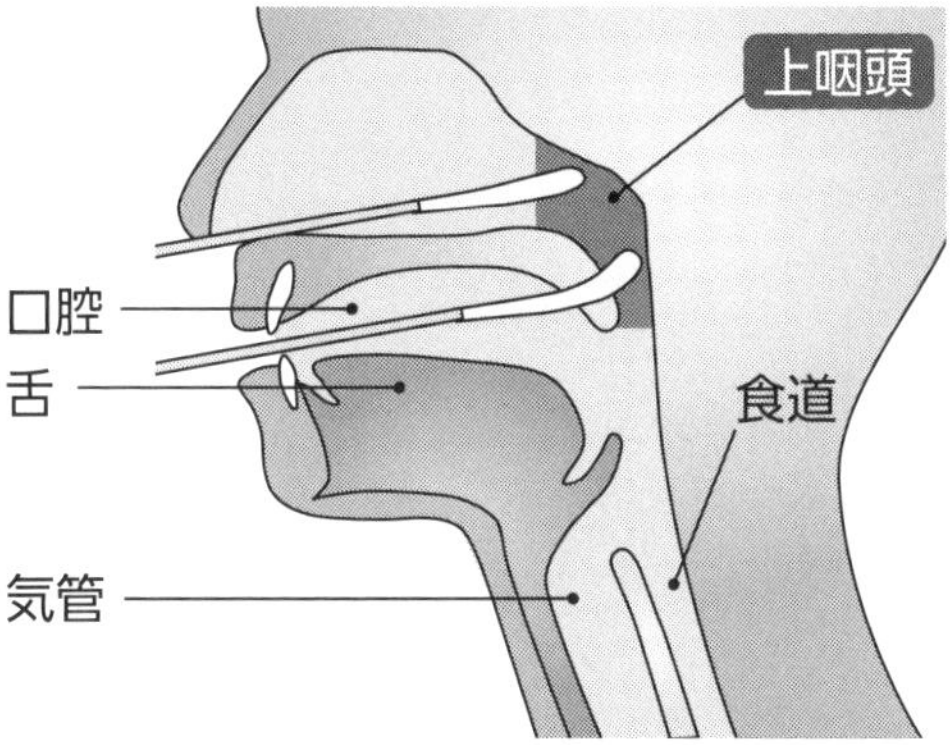

上咽頭擦過（EAT）は、塩化亜鉛溶液を塗布した医療用綿棒を、鼻の穴や口から挿入して上咽頭に塗って炎症を治す治療法。これにより、後鼻漏やのどの違和感、セキなどの症状が軽減し、自律神経障害の改善も期待できる。

Q 57 副鼻腔炎は中耳炎や難聴を引き起こすと聞きました。なぜですか？

副鼻腔炎《びくう》は、耳の病気とも密接にかかわっています。鼻と耳は耳管《じかん》（咽頭《いんとう》と中耳をつなぐ細い管）でつながっていて、副鼻腔炎の膿《うみ》や細菌が耳管を経由して耳まで入り込んで中耳炎を引き起こすことは決して珍しくありません。

副鼻腔炎で生じる鼻水は、しばしば後鼻漏《こうびろう》（のど側に流れる鼻水）となりますが、その後鼻漏が、鼻をかむなどしたタイミングで、耳管を通して中耳に流れ込むことがあります。**中耳に鼻漏が入り込むと耳のつまった感じや聞こえにくさを感じ（痛くない中耳炎、滲出性中耳炎《しんしゅつ》）、鼻漏の細菌がそこで増殖することで中耳炎を発症します。**

耳管は、子供のほうが大人よりも短くて角度も小さいという特徴があります。そのため子供は、鼻腔から中耳へと後鼻漏が逆行しやすいという構造的問題を抱えています。さらに子供は、上手に鼻をかむことができないので、どうしても中耳炎を発症しやすい傾向があります。大人でもぞんざいに勢いよく鼻をかむような人は、副鼻腔炎から中耳炎になりやすいので、鼻のかみ方には注意が必要です。

（中川雅文）

Q58 視力を低下させ、失明する危険もあると聞きました。本当ですか？

副鼻腔《びくう》炎の重大な合併症の一つに「眼窩内合併症《がんか》」（Q13参照）があります。

これは、眼窩（眼球が収まっている頭骨前面の凹み）に炎症が起こり、眼球突出、眼球運動障害、視力障害、視野障害などを招く合併症です。重症化すると、海綿静脈洞血栓症（敗血症性の血栓症）が起こって両目を失明してしまうことがあるほか、最悪の場合には命を落とすこともあります。

副鼻腔炎に伴って眼窩内合併症が起こるのは、副鼻腔が眼窩に隣接しているからです。副鼻腔のある場所は、目の裏側と鼻の裏側に集中しています。そのため、副鼻腔に炎症が起こると、それが眼窩にも広がっていくことがあるのです。

最初は軽度な炎症にすぎませんが、それが蜂巣炎《ほうそう》（皮膚内層の感染症）となり、骨膜下膿瘍《のうよう》、眼窩膿瘍（膿瘍は空洞が膿《うみ》で満たされた状態）に進行して、最終的には海綿静脈洞血栓症を引き起こすことになります。

副鼻腔炎はこじれると大変です。早めに診断と治療を受けましょう。

（中川雅文）

Q59 記憶力を低下させると聞きましたが、なぜですか？

副鼻腔《びくう》は、吸い込んだ空気を加湿したり温めたりする機能のほかに、脳を冷やすラジエーターのような機能を持ち合わせています。

副鼻腔炎になり、副鼻腔内の効率的な換気がなされないと、そのラジエーター機能が阻害され、脳内温度は高まり、頭がボーッとするようになります。特に、おでこの部分が熱を持ちやすくなり、それにより集中力や意欲といった脳のパフォーマンスを下げてしまいます。結果、記憶力の低下という事態を招くことになるのです。

学童期の成績の伸び悩みや社会人でもケアレスミスが続くなどの問題を抱えている人は、実は鼻の不調がその原因だった、ということもあります。特に、アレルギー性鼻炎を慢性的に抱えている人は、鼻づまりに慣れっこになっていて、副鼻腔炎を併発していてもそれに気づかず、こじらせているケースは少なくありません。

アレルギー性鼻炎など慢性的な鼻の不調がある人は、定期的（少なくとも年1回）に耳鼻咽喉《いんこう》科で、副鼻腔炎がないか、慢性上咽頭《いんとう》炎への移行はないかなどを検査で調べてもらうことも忘れないでください。

（中川雅文）

第5章

副鼻腔炎の診察・検査・診断についての疑問9

Q60 どのような場合に病院を受診すべきですか？

急性副鼻腔《びくう》炎の前段階である急性鼻炎（鼻カゼ）は、放置しても治ることがあるので、発熱やセキなどの症状がなければ医療機関を受診する必要はありません。

医療機関を受診したほうがいいのは鼻づまりや鼻水の症状が3週間以上続いたり、頭痛や顔面痛が現れたり、においや味がわからなくなったりした場合です。そのような人は急性副鼻腔炎の疑いが濃厚なので、速やかに耳鼻咽喉《いんこう》科を受診してください。

ただし、最初から大きな病院を受診するのはさけたほうがいいでしょう。日本では、まず近所で開業しているクリニックなど「かかりつけ医」を受診することが推奨されています。体の異常を察知したら最初にかかりつけ医の診察を受け、病気の種類や重症度から必要があれば紹介状をもらって大きな病院を受診することになります。

最初から大きな病院を受診することもできますが、紹介状がないと初診時選定療養費（税込み５５００円）がかかります。また、大きな病院は患者さんが多いので待ち時間が長く、診察時間は短くなりがちです。まずは近所の耳鼻咽喉科をかかりつけ医にして、しっかり診てもらうといいでしょう。

（神尾友信）

Q61 副鼻腔炎の診療を行う診療科は耳鼻咽喉科以外にありますか？

鼻づまりや鼻水の症状が現れると、つい内科を受診してしまいがちです。急性鼻炎（鼻カゼ）であれば内科で治療を受けても治りますが、副鼻腔《びくう》炎を発症している場合は耳鼻咽喉《いんこう》科を受診しなければ正しい診断ができず、治せる病気も治りません。

ですから、**副鼻腔炎が疑われたら耳鼻咽喉科を受診してください。**

副鼻腔炎の診断を下すためには、鼻鏡を使った鼻の中の検査や内視鏡検査、画像検査、細菌検査、嗅覚《きゆうかく》検査、鼻腔通気度検査などを受ける必要があります。こうした検査をトータルに行えるのは耳鼻咽喉科だけです。

また、副鼻腔炎の治療では、鼻に直接アプローチする局所療法（鼻処置やネブライザー療法など。Q69参照）が行われます。局所療法を行うためには専用の医療機器が必要であり、それらをすべて備えているのも耳鼻咽喉科だけなのです。

なお、上あごの奥歯の歯根から細菌感染して発症する「歯性上顎洞《がくどう》炎」（Q18参照）の場合は、例外として歯科で治療を受ける必要があります。

（神尾友信）

Q62 いい医師はどう見つけたらいいですか？

副鼻腔《びくう》炎の治療は、局所療法（鼻処置やネブライザー療法など。Q69参照）と薬物療法（抗菌薬やステロイド薬の投与）がメインになるので、どの医師でも治療内容はだいたい同じです。急性期で保存療法（手術以外の治療法）を受けているうちは、あまり医師選びに神経質になる必要はないでしょう。

問題は、慢性副鼻腔炎が重症化したり、命にかかわる合併症（Q13参照）が起こったりして手術が検討される場合です。手術を受けるなら、経験豊富で実績のある医師に執刀してもらったほうが安心できます。

一番いいのは、かかりつけ医に紹介してもらうことです。「手術の上手な耳鼻咽喉《いんこう》科の医師を紹介してほしい」と率直にたずねてみてください。評判がよく、信頼できる医師を知っていれば、快く教えてもらえるでしょう。

また、**インターネットで病院の診療実績を調べる**ことも役立ちます。手術の実施件数が多ければ、それだけ経験のある医師がいる可能性が高いといえます。インターネットで闘病体験をつづったブログも医師選びの参考になるでしょう。

（神尾友信）

Q63 病院での診察から診断までの流れを教えてください。

副鼻腔炎を診断する流れ

❶問診　症状はいつから現れたのか、どんな症状があるのかなどをたずねる

↓

❷検査　鼻鏡で鼻腔内を調べたり、画像検査で副鼻腔の状態を確認したりする

↓

❸診断　副鼻腔の炎症や細菌感染などが確認されたら、副鼻腔炎と診断される

ほかの病気と同じように、副鼻《び》腔《くう》炎も「問診」で患者さんの病状を推定し、「検査」で病気の原因を確定して、「診断」を下します。

ひと口に副鼻腔炎といっても急性と慢性に分かれるほか、発症の原因によって、ちくのう症、好酸球性副鼻腔炎、副鼻腔真菌症、歯性上顎《がく》洞《どう》炎など、さまざまな種類があります。

ですから、医師は、単に副鼻腔炎と診断するだけでなく、患者さんの病状を把握し、発症の原因を正確に突き止めなければなりません。そのため、副鼻腔炎の検査法（Q65参照）はたくさんあり、かなり綿密に実施されます。

（神尾友信）

Q 64 問診では医師にどんなことを伝えますか？

副鼻腔《びくう》炎は、発症の原因（Q14参照）が多岐にわたる病気です。そのため、医師が正しい診断を下せるように、問診のさいには正確な情報を伝える必要があります。

具体的には、次のようなことを医師から質問されるので、耳鼻咽喉《いんこう》科を受診する前に準備しておくといいでしょう。

●いつから鼻づまりや鼻水の症状が続いているか？
●最近、カゼを引いたり、インフルエンザウイルスにかかったりしていないか？
●嗅覚《きゅうかく》や味覚に異常はないか？
●顔や額、頭、歯に痛みは現れていないか？
●鼻水の状態はどうか？（色、粘り具合、異臭の有無など）
●花粉やハウスダストなどのアレルギーはないか？
●真菌感染症にかかったことはないか？
●上あごの奥歯を治療していないか？（歯周病の治療中ではないか）

こうした情報をもとに、医師は副鼻腔炎の原因を探っていきます。

（神尾友信）

Q65 検査ではどんなことを調べますか？

副鼻腔炎の主な検査法

鼻の中の検査

鼻鏡という医療器具を用い、鼻の穴や口の中から鼻腔の状態を確認する。内視鏡を鼻や口から挿入する検査法も一般的に行われている。

画像検査

レントゲン撮影で映る陰影から発症部位を確認。CT（コンピューター断層撮影）、MRI（磁気共鳴断層撮影）を行うこともある。

細菌検査

鼻汁などの分泌物を採取し、副鼻腔炎の原因菌を調べる。上顎洞に注射針を穿刺して得られる、分泌物の検査が最も信頼性が高い。

嗅覚検査

嗅覚の異常の程度を調べる。におい紙をかぐ基準嗅力検査が一般的。ほかに噴霧式基準嗅力検査、静脈性嗅覚検査などのやり方がある。

臨床スコアリング

自覚症状（鼻漏・後鼻漏・鼻閉など）、他覚所見（発赤・浮腫・鼻汁量など）を定期的に点数化。点数の推移から治療法を選択する。

そのほかの検査

アレルギーの有無を確認する鼻汁塗抹検査、鼻の通りを測る鼻腔通気度検査、繊毛運動を調べる粘液繊毛機能検査なども行われる。

副鼻腔《びくう》炎が疑われる場合は、上に示したような、さまざまな検査を行います。

ふつうは、鼻鏡や内視鏡を使って鼻の中の炎症の度合いや鼻タケ（鼻ポリープ）の有無を調べたり、レントゲン撮影で副鼻腔に陰影が映っていないか確認したりします。

さらに、必要に応じて各種検査を実施。それらの検査結果を踏まえ、副鼻腔炎の診断を下すのです。（神尾友信）

Q66 嗅覚検査やアレルギー検査はなぜ行いますか？

副鼻腔《びくう》炎の検査でさまざまな検査が行われるのは、発症の原因が何なのかを突き止めるためです。特に、近年急増している好酸球性副鼻腔炎（Q10参照）かどうかを調べるためには、嗅覚《きゆうかく》検査や血液検査（アレルギー検査）を行うことが有効と考えられます。

まず、好酸球性副鼻腔炎にかかると早い段階で嗅覚障害が起こるので、嗅覚検査でにおいがわかるかどうか確認することが重要です。検査の結果、嗅覚障害が進んでいると判定されたら、鼻の中のどこかに鼻タケ（鼻ポリープ）のある疑いが濃厚です。

次に、好酸球性副鼻腔炎は免疫系の異常で起こるため、血液検査を行うこともすすめられます。副鼻腔炎の血液検査は、鼻水を特殊な液体で染色する「鼻汁塗抹《とまつ》検査」という方法で行われます。そのように鼻水を染色すると、免疫細胞の好酸球、好中球が数多く観察できます。

血液検査の結果、好酸球数の割合が高く、また鼻汁《びじゆう》中の好酸球も多数観察できる場合は、好酸球性副鼻腔炎の可能性が高いと判断されます。

（神尾友信）

Q67 セカンドオピニオンは受けるべきですか？

副鼻腔炎《びくう》の治療は、局所療法（Q69参照）や薬物療法が中心になるので、急性期の段階ではどの医療機関を受診しても治療内容に大きな差はありません。

「セカンドオピニオン」（専門的な知識を持った第三者の意見）を受けたほうがいいのは、慢性副鼻腔炎が悪化して手術が検討される場合です。「保存療法（手術以外の治療法）では治らないのか？」「本当に手術が必要なのか？」と疑問を抱いている人は、セカンドオピニオンを活用したほうがいいでしょう。

これを利用する場合は、まず、自分の希望を主治医に伝えて紹介状や診療情報提供書を用意してもらいます。次に、セカンドオピニオンを行っているほかの耳鼻咽喉《いんこう》科に予約を入れて受診します。あらかじめ相談したい内容をノートなどにまとめて整理しておくことをおすすめします。セカンドオピニオンの受診を終えたら、後日、主治医に自分の考えを伝えて今後の治療方針を決めることになります。

セカンドオピニオンは保険適用外なので自由診療の扱いになりますが、後悔しないためにも手術を決断する前に第三者の意見を聞くのは重要なことです。（神尾友信）

Q 68 副鼻腔炎と診断されると、どんな治療を行いますか？

副鼻《び》腔《くう》炎と診断されて最初に行われる治療は、保存療法（手術以外の治療法）です。

副鼻腔炎の保存療法には、「局所療法」と「薬物療法」があります。

局所療法は、鼻腔や副鼻腔に直接アプローチする治療法です。具体的には、鼻水を吸引する「鼻処置」、鼻の穴にノズルを差し込んで薬剤を噴霧する「ネブライザー療法」、上顎《がく》洞《どう》に注射針を刺して生理食塩水で洗う「副鼻腔洗浄」などがあります。

一方、**薬物療法では、主に内服薬を服用**します。急性副鼻腔炎では「抗菌薬」を短期間（7〜10日間）だけ使用し、症状の改善を試みます。また、慢性副鼻腔炎ではマクロライド系の抗菌薬を少量ずつ3カ月程度服用する治療が行われます。

抗菌薬以外でよく処方されるのは「ステロイド薬」（副腎《じん》皮質ホルモン）です。症状が急激に悪化したり鼻タケ（鼻ポリープ）ができたりした場合には経口ステロイド（飲み薬）、鼻症状を改善するためには鼻噴霧用ステロイド（点鼻薬）を使います。

なお、副鼻腔炎が重症化した場合は手術が検討されます。

（神尾友信）

第6章

副鼻腔炎の治療・手術についての疑問9

Q69 副鼻腔炎になるとどんな治療が行われますか？　薬だけで治りますか？

副鼻腔《びくう》炎の治療は、まず局所療法と薬物療法を行い、改善されない場合には外科的治療（手術）が検討されます。

まず、局所療法では、炎症のある鼻腔や副鼻腔を洗浄し、薬の注入を行います。吸引管という細い管を鼻の中に入れて膿《うみ》や鼻水を吸引します。

そのほかにも、ネブライザー治療といって、専用の装置を使って抗菌薬や抗炎症薬を霧状にし、これを鼻から噴霧して副鼻腔に送り込む治療を行います。腫《は》れた鼻の粘膜を収縮させ、副鼻腔と鼻腔をつなぐ自然口を一時的に広げます。

次に、薬物療法。これについては、副鼻腔炎のタイプ（急性・慢性）や重症度に応じて薬を選択します。

急性副鼻腔炎の場合は、主にペニシリン系、セフェム系、キノロン系などの抗菌薬が使われます。たいてい、これによって症状は改善します。

慢性副鼻腔炎の場合は、副鼻腔の粘膜を修復し、鼻水をサラサラにして体外に排出させやすくするマクロライド系の抗菌薬を使用する**「マクロライド療法」**が広く行われています。

マクロライド療法は、もともとはびまん性汎細《はんさい》気管支炎という呼吸器疾患《しっかん》に対して行われていましたが、この気管支炎に伴い発症することもある慢性副鼻腔炎に対しても有効であることがわかり、慢性副鼻腔炎の治療にも使われるようになりました。マクロライド系の抗菌薬は、細菌のたんぱく質の合成を阻害して細菌の増殖を防ぐことによって抗菌作用を発揮します。

一般的な抗菌薬は長期間服用すると、薬が効かない耐性菌ができやすくなります。しかし、**マクロライド系の抗菌薬の場合は、副鼻腔の粘膜の機能を活性化させるために使うことが目的なので、少量を数カ月程度だけ継続して服用します。**

また、気道粘液調整薬や消炎酵素薬を使って、副鼻腔の粘膜を改善したり、鼻水の粘度を下げて排泄《はいせつ》を促したりする治療を行うこともあります。

副鼻腔炎に加えてアレルギー症状を併発している場合には、抗アレルギー薬やステロイド薬が使われることもあります。

慢性副鼻腔炎の中でも難治性の好酸球性副鼻腔炎（Q10参照）に対しては、さらに別の治療が必要になります（Q72参照）。

（神尾友信）

Q 70 市販薬で副鼻腔炎が悪化することもあるというのは本当ですか？

市販されている抗アレルギー薬や点鼻薬の中には、効能・効果を説明した欄に「副鼻腔炎《びくうえん》」「蓄膿症《ちくのうしょう》」と記載されているものがあります。

しかし、市販薬に含まれる成分が副鼻腔炎にどれくらい有効なのかは、十分に検証されていないのが現状です。

副鼻腔炎は、急性期と慢性期、そして重症度によっても最適な薬が異なります。重症度は症状だけでは判断が難しく、耳鼻咽喉《いんこう》科で鼻の中を診察する必要があります。

副鼻腔炎によって鼻がつまったときにも市販薬に頼る人もいますが、市販されている点鼻薬の多くは、鼻づまりを改善する血管収縮薬が含まれています。そのため、頻繁に使っていると効きが悪くなるうえ、かえって病状が悪化する人もいます。

このようなことから、自覚症状により副鼻腔炎が疑われる場合でも、安易に市販薬に頼ることはすすめられません。まずは耳鼻咽喉科で診察や検査を受けたうえで、処方された薬を使うようにしてください。

（神尾友信）

Q71 副鼻腔炎に有効な「漢方薬」はありますか？

中国医学では、慢性副鼻腔《びくう》炎で起こるような鼻の症状を「脳漏《のうろう》」と呼び、「辛夷清《しんいせい》肺湯《はいとう》」「葛根湯加川芎辛夷《かっこんとうかせんきゅうしんい》」「荊芥連翹湯《けいがいれんぎょうとう》」などの漢方薬が処方されています。辛夷清肺湯や葛根湯加川芎辛夷などは市販薬も販売されています。

辛夷清肺湯は、炎症による熱を冷まし、鼻づまりやのどの症状を抑え、嗅覚《きゅうかく》が衰えているタイプの人に用います。葛根湯加川芎辛夷は、鼻がつまり、濃い鼻汁がよく出る人に向き、急性副鼻腔炎でも使われることがあります。荊芥連翹湯は、鼻に炎症が起こりやすく、セキなどの呼吸器の症状が現れている人に向きます。

副鼻腔炎の漢方薬の有効性に関する医学的な研究は行われていないため、その有用性に関する明確なエビデンス（科学的根拠）は報告されていません。病原体によって発症する副鼻腔炎などの場合は、漢方薬ではなく西洋医学の薬を使うのが適切です。

また、漢方薬は、同じ薬でも、その人の証《しょう》（体質や体力、病気に対する抵抗力）によって向き不向きの差があります。漢方薬を使う場合には、漢方にくわしい専門医か薬局の薬剤師に相談したほうがいいでしょう。

（神尾友信）

Q72 難治の「好酸球性副鼻腔炎」と診断されると、どんな治療が行われますか？

抗菌薬の発達や手術法の進歩に伴い、感染を要因とする慢性副鼻腔《びくう》炎の患者数は減少傾向にあります。その中で最近、抗菌薬治療や手術治療を行っても非常に治りにくく、再発しやすい「好酸球性副鼻腔炎」の患者数が増えています。

好酸球性副鼻腔炎は、白血球の一種の好酸球が鼻や副鼻腔の粘膜に集まり、鼻タケ（鼻ポリープ）ができて、粘り気の強い鼻水が鼻腔（鼻の穴の内側）にたまります。ぜんそくを合併することが多く、嗅覚《きゅうかく》障害も伴いやすいのが特徴です。

好酸球性副鼻腔炎の治療は難しく、従来から行われているマクロライド系の抗菌薬を服用するだけでは、ほとんど効果が望めません。好酸球性副鼻腔炎の軽症の段階では、ステロイド薬を中心に処方する薬物療法が第一選択になります。

中等度から重症まで進行し、薬物療法の効果が得られなかった場合には、膿《うみ》や鼻タケなどを取り除く手術が必要になります。現在は、内視鏡を用いた内視鏡下副鼻腔手術という手術法が主流です。

（神尾友信）

Q73 好酸球性副鼻腔炎ではどんな薬が処方されますか？

好酸球性副鼻腔《びくう》炎の軽症の段階で、鼻タケ（鼻ポリープ）が小さい場合は、薬物療法の効果が期待できます。

薬物療法では、ステロイドの内服薬か噴霧薬を使う治療が中心となります。このステロイド薬には好酸球の浸潤を減少させ、その活性化を抑制する作用があり、好酸球性副鼻腔炎の治療薬として有効といわれています。

ステロイドの内服薬は、長く服用しつづけるとステロイドによる副作用が起こることがあります。そのため、長期間の服用はできません。

ステロイドの噴霧薬は鼻タケの縮小に効果的ですが、使用を中止すると再発する恐れがあります。内服薬に比べると副作用は少なく、比較的長期間にわたって使うことができます。

そのほか、マクロライド薬やロイコトリエン拮抗《きっこう》薬、粘液溶解薬などを使う場合もあります。最近では、鼻タケを伴う患者さんを対象に、好酸球に作用するサイトカイン（生理活性物質）の働きを抑制する注射薬も登場しています。

（神尾友信）

Q 74 副鼻腔炎の治療で手術が必要になるのはどんな場合ですか？

薬物療法を続けても副鼻腔《びくう》の炎症が治まらない場合や、鼻水・鼻づまりなどの症状が強くQOL（生活の質）が著しく低下している場合には、手術が検討されます。

多くの人は、症状が重くなってから手術を考えます。しかし、重症化すればするほど手術による負担が重くなり、手術後に回復するまでの時間も長くなります。

そのため、初診の段階で、すでに鼻タケ（鼻ポリープ）が大きくなっていて鼻腔がふさがり、局所療法（鼻腔や副鼻腔に薬物を注入して洗浄するなどの治療法）を行うことが困難になっていたり、薬物療法の効果が期待できなかったりした場合には、薬物療法より先に手術を行うこともあります。

副鼻腔に腫瘍《しゅよう》ができている場合にも、手術がすすめられます。この診断を正しく行うためには、副鼻腔の病理検査が必要で、鼻の穴から内視鏡を入れ、副鼻腔の出口を大きく開いて副鼻腔の病変を採取します。それを顕微鏡で観察して、腫瘍によるものなのか、それとも副鼻腔の粘膜の腫《は》れによるものなのかを調べます。

（神尾友信）

Q75 副鼻腔炎の手術はどのように行われますか？

副鼻腔《びくう》炎の手術は、かつては顔面を切り開く切開手術が主流でした。

この手術は、上唇の裏側から歯肉を切開し、鼻タケ（鼻ポリープ）や炎症を起こしている粘膜を切除する方法です。症状によっては、ほおの骨を削ったり、顔面の皮膚を大きく切り開いたりすることもあります。

こうした手術を行う目的は、病変のある副鼻腔を外から開け、内部の腫《は》れた粘膜を取り除き、膿《うみ》を除去して、鼻腔との空気の流れをよくすることにあります。しかし、歯肉や顔面にメスを入れるので患者さんの負担が大きく、手術後に顔が腫れる、唇《くちびる》がしびれるといった後遺症が起こる可能性もありました。

現在では、内視鏡を使う「内視鏡下鼻内副鼻腔手術」（ＥＳＳ）という手術が主流になっています。鼻腔に内視鏡や手術器具を入れ、医師がモニターに映し出された拡大画像を見ながら手術器具を操作して、手術を行います。

内視鏡下鼻内副鼻腔手術を行う目的は、鼻タケを切除し、副鼻腔の自然口を広げ、たまった膿や分泌《ぶんぴつ》物の排泄《はいせつ》を促し、病的な粘膜を正常化させることにあります。

ちなみに、副鼻腔の自然口とは、副鼻腔が鼻腔とつながっている空気の通り道のことです。慢性の副鼻腔炎では、この自然口が腫れた粘膜や鼻タケなどでふさがり、鼻腔と副鼻腔との交通が滞っています。その状態を手術で改善し、鼻腔と副鼻腔の間を通じさせることによって副鼻腔の換気を改善し、膿や分泌物の排泄を促し、正常な状態に戻します。

手術の時間は約2時間、入院期間は約1週間です。

内視鏡下鼻内副鼻腔手術を受けると、鼻づまりや嗅覚《きゅうかく》障害などの症状は改善しますが、それで治療が終了するわけではありません。特に好酸球性副鼻腔炎は手術を受けただけでは再発しやすいので、退院後も副鼻腔に再び炎症を起こさないための維持療法を継続的に行う必要があります。維持療法では、手術後にできたかさぶたや分泌物、血液などを生理食塩水で洗浄します。また、抗ロイコトリエン薬やマクロライド系の抗菌薬、ステロイドの噴霧薬などの薬物療法を行います。

再発予防には、自宅で行うセルフケアも重要です。術後の鼻の中は抵抗力が低下しているため、カゼのウイルスや細菌が入ると感染を起こしやすくなります。室内の掃除や換気を徹底し、室温は20〜25度C、湿度は40〜50%に保つなど、身のまわりの環境を整えることが大切です。

（神尾友信）

Q76 内視鏡手術で、より正確で安全性も高い手術器具が登場したと聞きましたが、どんな器具？

内視鏡下鼻内副鼻腔《びくう》手術（Q75参照）の普及によって、かつては肉眼でしか見ることのできなかった鼻の奥深くをモニターで映し出しながら手術ができるようになりました。また、手術時間が大幅に短縮されたため患者さんの体への負担は少なく、手術後の顔の腫《は》れはほとんどなく、痛みも軽くなっています。

最近の内視鏡下鼻内副鼻腔手術では、より安全・正確に手術ができる「マイクロデブリッター」という手術器具が使われています。

従来の内視鏡手術では、細い鉗子《かんし》を用いて腫れた粘膜組織や鼻タケ（鼻ポリープ）を少しずつ除去していました。しかし、この方法では細かい作業になるので時間がかかり、結果として出血している時間も長くなったり、出血や分泌物《ぶんぴつ》によって内視鏡の画面が不鮮明になったりする欠点がありました。

マイクロデブリッターは吸引器の先端が鼻毛カッターのような二重構造になっていて、高速回転する内側の刃が病的な粘膜や鼻タケのみを切除し、切除した粘膜や血液、

マイクロデブリッターとは

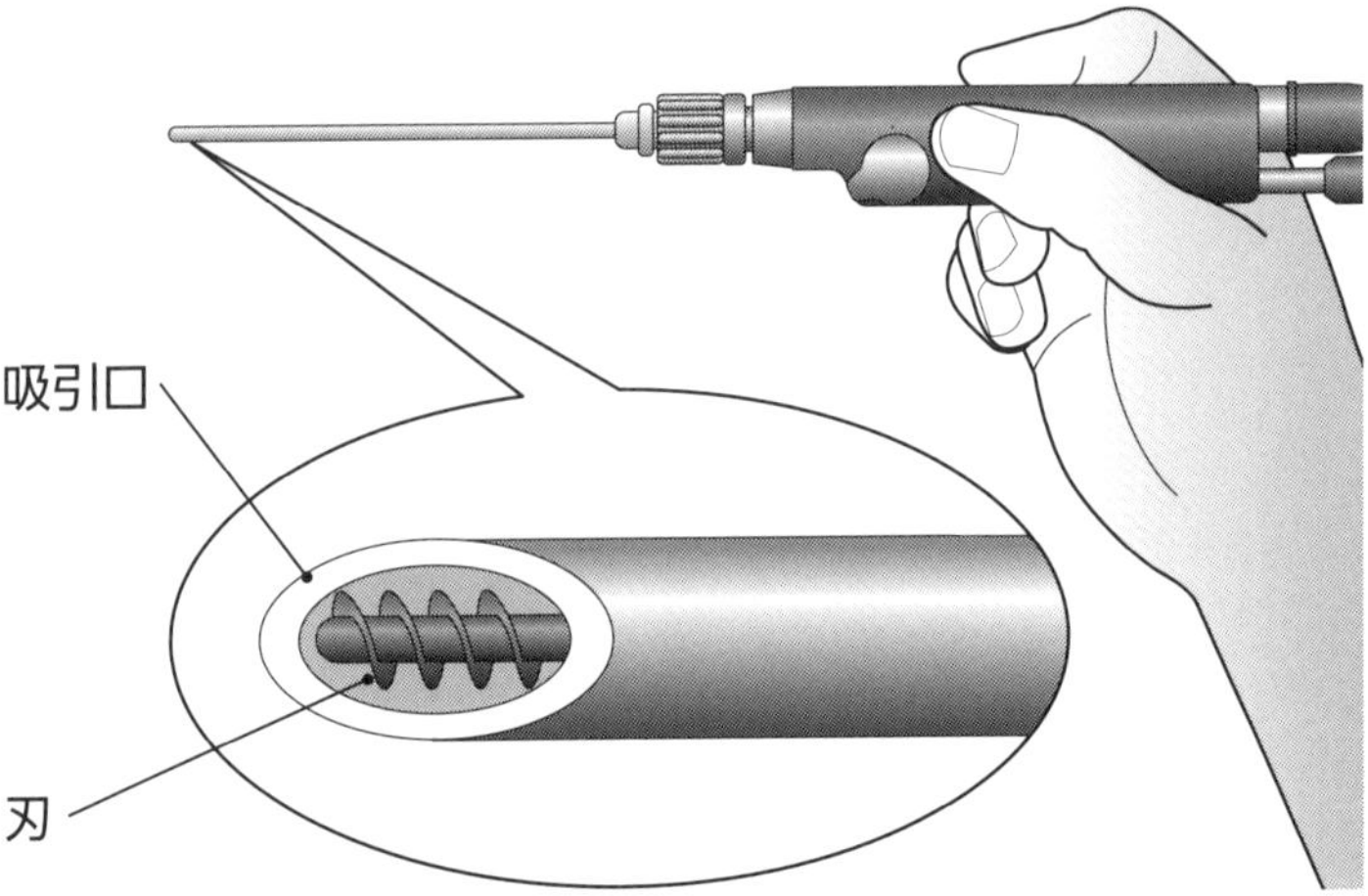

マイクロデブリッターは、吸引器の先端が鼻毛カッターのような二重構造になっていて、高速回転する内側の刃が病的な粘膜のみを削り取り、切除した粘膜や血液、分泌物を吸引除去するといった一連の操作を連続して行うことができる。

分泌物を吸引除去します。このような一連の操作によって、鉗子を使う場合に比べて手術時間が大幅に短縮できるようになりました。内視鏡の画像の質もよくなり、血液や分泌物の吸引もできるため、手術中に内視鏡を清掃するようなことも少なくなっています。

また、鉗子での切除に比べて、患者さんの痛みの軽減、治《ち》癒《ゆ》の早期化といった利点があることも報告されています。手術時間が短縮することによって、患者さんの出血量や出血している時間、さらに麻酔が効いている時間も短縮できます。

（神尾友信）

Q77 内視鏡手術の装置も格段に進歩したそうですが？

内視鏡下鼻内副鼻腔《びくう》手術（Q75参照）をより安全・正確に行えるようになった理由は、マイクロデブリッターという手術器具（Q76参照）だけではありません。近年、内視鏡手術で使う画像誘導支援システムの「ナビゲーションシステム」という装置を導入する医療機関が増えています。

鼻は、脳や目などと隣接しているため、正確な手術を行わないと、さまざまな合併症が起こる可能性があります。内視鏡手術にナビゲーションシステムを導入することで、難度の高い手術でも正確・安全に行えるようになったのです。

ナビゲーションシステムでは、手術で使う器具の位置を、手術前に撮影した患者さんのCT（コンピューター断層撮影）画像上に三次元的に表示します。モニターの画像に手術中の地点が示され、副鼻腔内の手術器具の正確な位置や挿入角度などを把握することができます。

施術する医師は、ナビゲーションシステムの画像と内視鏡の拡大画像を見ながら手術を行うため、正確・安全に手術ができます。病変が重く、出血の多い症例や、副鼻腔の形態が変性している症例でも、頭蓋《ずがい》骨や眼窩《がんか》を傷つけたりする危険性を回避できます。ただし、ナビゲーションシステムは手術の補助的な役割を果たす装置なので、手術を行う医師の技量が求められます。

ナビゲーションシステムとは

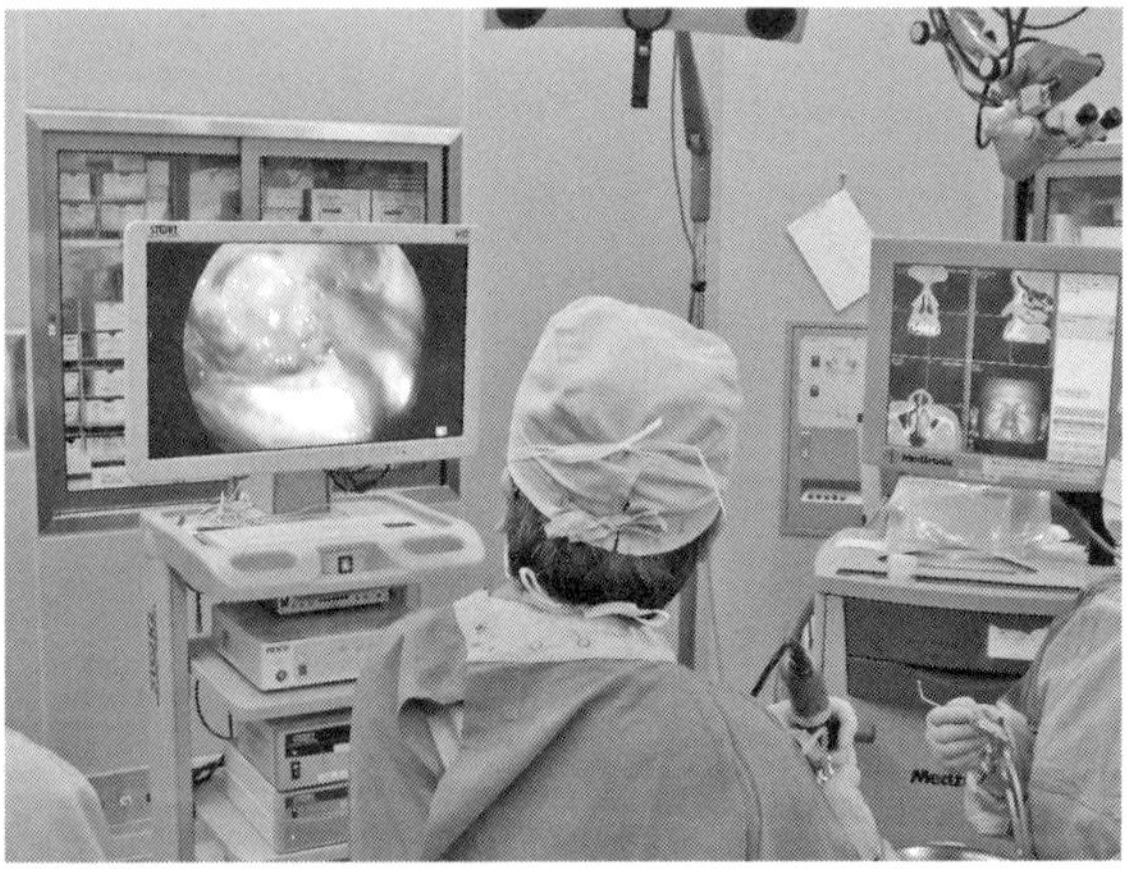

手術中の器具の位置を、手術前に撮影した患者さんのCT 画像上に表示させる装置。車に搭載されるカーナビで現在の位置がわかるのと同じしくみで、副鼻腔内の手術器具の正確な位置を把握することができる。

※写真提供：神尾記念病院

さらに最近では、より鮮明な内視鏡画像が得られる「4K画像の内視鏡ビデオシステム」も開発され、すでに一部の医療機関で導入が始まっています。このシステムでは、従来のフルハイビジョン内視鏡システムの4倍の画素数（829万画素）が得られます。そのため、手術を行う部分の細い血管や粘膜の状態まで鮮明に見ることができ、より繊細な手術ができるようになるものと期待されています。

（神尾友信）

第7章

副鼻腔炎のセルフケアについての疑問25

Q 78 鼻の症状はセルフケアで改善しますか？

鼻の不調の改善に欠かせない対策は、耳鼻咽喉科《いんこう》での「診断と治療」、そして患者さん自身で行う「セルフケア」の二本柱です。

鼻水、鼻づまり、後鼻漏《こうびろう》が続いたら、なんらかの問題が潜んでいると考えたほうがいいでしょう。例えば、カゼによる鼻の症状なら、せいぜい1週間程度で治るはずです。それが2週間以上続いていたり、いったん症状が治ってもまたぶり返したりといったことをくり返している場合は、鼻の症状の原因を突き止めることが重要です。

鼻の不調を引き起こす病気は数多くあります。まずは、耳鼻咽喉科で診察を受けることをおすすめします。そして、医師の診断により、鼻の不調の原因となる病気がわかったら、それに応じた適切な治療を受けましょう。

それとともに大切なのが、患者さん自身で行うセルフケアです。こまめに鼻をかむ、鼻の乾燥をワセリンで予防する（Q82参照）、鼻の汚れを取り除く（生理食塩水を用いての鼻うがい。やり方はQ81参照）といった日々のケアによって、鼻づまりや鼻水、後鼻漏の症状がよくなるケースは数多くあります。

（中川雅文）

Q 79 鼻の症状がよくなるセルフケアにはどのようなものがありますか？

鼻水や鼻づまりの症状を和らげるセルフケアはたくさんあります。外気と接する鼻の粘膜は、病原菌などの異物の侵入を防ぐ重要なフィルターの役目を担っています。鼻の粘膜に付着した病原菌を洗い流し、鼻《び》腔《くう》内の潤いを保つ対策として**「鼻うがい」**（やり方はQ81参照）や**「鼻ワセリン」**（Q82参照）があります。**加湿器**を利用したり（Q92参照）、入浴時などを利用して**鼻を温めたりすること**（Q83参照）も、鼻の潤いを保つ対策として有効です。

鼻の粘膜を乾燥から守るためには、口呼吸をすることも重要です（ただし、乾燥予防以外の目的であれば**鼻呼吸**がベスト。鼻呼吸のやり方はQ91参照）。ふだんなにげなく使っている**マスク**も、選び方のコツがあります（Q１０１参照）。

もちろん、この第7章で紹介しているセルフケアをすべて実行する必要はありません。症状や重症度、患者さんの生活スタイルなども人それぞれ違い、効果にも個人差があります。自分に適した方法を見つけて、長期的に続けてください。

（中川雅文）

Q80 鼻づまりや鼻水に「鼻うがい」がいいと聞きました。なぜですか？

鼻づまりや鼻水の解消に役立つのが「鼻うがい」で、これは生理食塩水を鼻の穴から流し込むように入れ、反対側の鼻の穴（あるいは口）から流し出す方法です。鼻の粘膜に付着したほこりやウイルス、花粉などを洗い流し、鼻腔《びくう》内の潤いを保つ効果があるため、副鼻腔炎だけでなく、アレルギー性鼻炎の予防・改善にも役立ちます。

注意点は、真水で鼻を洗わないこと。人間の体液と水の浸透圧は違うため、真水で洗うと鼻がツーンと痛くなります。鼻うがいをするときは、人間の体液と同じ0・9％（1㍑《リットル》の水に9㌘《グラム》の食塩を溶かしたもの）の生理食塩水を使います。最近は鼻うがい専用の洗浄液も市販されているので、これを利用してもいいでしょう。

鼻を洗いすぎると症状が悪化しやすいので、鼻うがいは1日2～3回程度にしてください。また、生理食塩水を吸い込むように入れたり、鼻すすりをしたりすると、耳管《じかん》を介して鼻から耳のほうに流れ込んでしまい、中耳炎になるリスクがあります。うまくできない場合は、耳鼻咽喉《いんこう》科でやり方を指導してもらいましょう。

（中川雅文）

Q81 鼻うがいのやり方をくわしく教えてください。

鼻うがいには、水道水に食塩を入れた生理食塩水を用います。水道水は煮沸《しゃふつ》してカルキを飛ばし適温（人肌）に冷ましてから、２５０ミリリットルに対して食塩２グラムを加えてよく溶かし、鼻うがい専用の容器などに入れて行います。

鼻うがいは、**あごを突き出すようにして鏡で自分の顔が見える角度で行います。生理食塩水の入った容器の先を片方の鼻の穴に当て、手でプッシュしながら「アー」と声を出しながら注ぎます。**すると、鼻の入り口から入った生理食塩水が鼻咽腔《びいんくう》（上咽《いん》頭《とう》）を通って、反対側の鼻の穴と口から出てきます。反対側の鼻から流れ出るだけで口のほうに回ってこないときは、脱力しながら「アー」と声を出しながらうがいをするといいでしょう。むせたり苦しくなったりする人は、ぜひ「脱力」と「アー」をやってみてください。終わったら、反対側の鼻も同じように行います。

洗い終わったら、左右に頭を傾けて傾けたまま軽く鼻をかんで、鼻の中に残った生理食塩水をしっかり取り除きます。生理食塩水が残っていると、忘れたころに、頭位を変えたタイミングで鼻からポタポタ垂れてくるので注意しましょう。

（中川雅文）

鼻うがいのやり方

用意するもの

- 水道水250ミリリットル
- 食塩2グラム
- 鼻うがい専用の容器
  (急須のような長い管状の注ぎ口がついた容器でもよい)

生理食塩水の作り方

①水道水を煮沸させ、適温（人肌）に冷ます
②冷ましたぬるま湯に食塩を加えてよく溶かす
③②をあらかじめ用意した容器に入れる

鼻うがいのやり方

①あごを突き出すようにして、生理食塩水の入った容器の先を片方の鼻の穴に当てる
②容器をプッシュしながら、脱力して「アー」と声に出しながら生理食塩水を鼻に注ぐ
③反対側の鼻の穴と口から生理食塩水を出す
④反対側の鼻も同様に行う

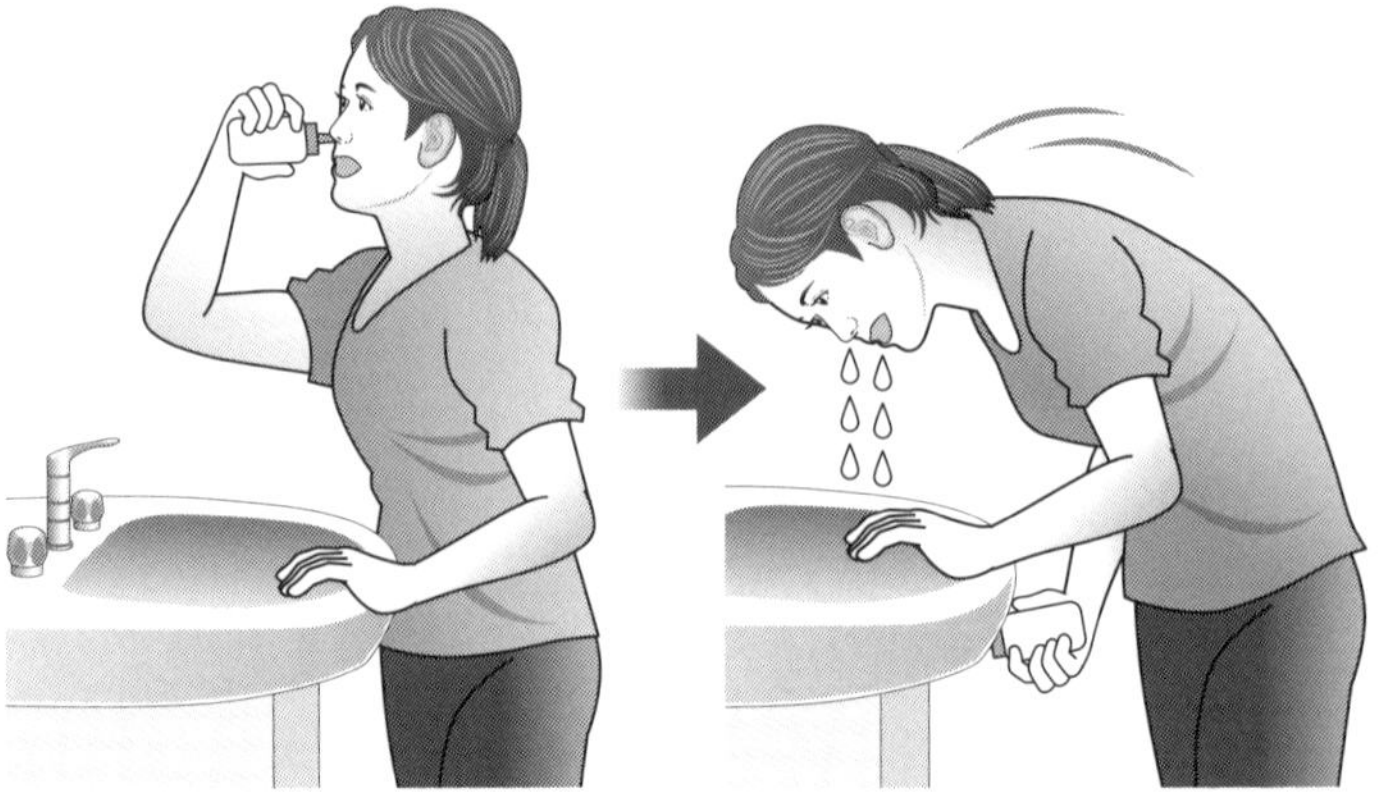

Q82 鼻うがいをすると鼻の中が乾いてしまいます。防ぐ方法はありますか？

鼻うがいをすると、鼻の粘膜を保護している粘液の一部が一時的にはがれてしまいます。そのため、鼻の中が乾燥しやすくなります。

鼻うがいを行ったあと鼻の中が乾燥してしまう人は、**鼻に白色ワセリンを塗る「鼻ワセリン」を行うといいでしょう**。こうすることで、鼻の粘膜の保護作用を容易に取り戻すことができます。

白色ワセリンは、保湿剤としてドラッグストアなどで市販されています。鼻に使う場合は、添加物のない白色ワセリンを用いましょう。鼻うがいをしたあとや、鼻をかんだあと、あるいは入浴後などに白色ワセリンを鼻の穴の中に大豆1～2粒大押し入れます。ティッシュペーパーを持った手で小鼻を両サイドから押さえて鼻腔《びくう》の内側になじませ、余分のワセリンはそのままティッシュペーパーで取り除きます。

この方法を行うだけで、鼻の潤いが回復し、鼻の通りも改善します。副鼻腔炎だけでなく、**花粉症による鼻のムズムズ感の改善にも有効です**。

（中川雅文）

Q83 鼻を温めると、鼻の通りはよくなりますか？

鼻の周囲を温めたり、鼻とほおの境目のツボ「鼻通《びつう》」（Q97参照）をこすったり、押したりすると鼻づまりがらくになることは、東洋医学的にはよく知られています。

鼻づまりの原因の一つに鼻の血流の循環障害があります。循環障害になると鼻の粘膜に血液のうっ滞が生じて鼻の中の空気の通り道が狭くなり、鼻づまりが起こります。寒い季節に鼻づまりが起こるのは、寒気での顔の冷えによる循環障害が原因です。

一方、鼻を温めると血流はよくなり、くしゃみや鼻水を引き起こすヒスタミンという化学伝達物質の放出も抑えられます。

そこで、**入浴時を利用して、鼻を温める習慣をつけましょう。**40～42度Cの湯に15分つかると鼻が温まり、5分もたつと、鼻の中がムズムズしてきます。これは鼻の血流がよくなり、鼻の中にたまっている固まりかけた鼻水がほぐれてくるからです。

また、浴室内は蒸気に満ち、そこにいるだけで鼻の中は適度な湿度に保たれます。湯船につかったまま、**鼻から湯気を吸って口から吐く「鼻スチーム」をくり返すと鼻腔《びくう》が広がり、**鼻の中に付着した異物が流され、鼻の通りがよくなります。

（中川雅文）

Q84 お風呂で鼻を温めると効果が高まるそうですが、具体的な方法を教えてください。

Q83で紹介した、お風呂の湯気を鼻から吸う「鼻スチーム」は、鼻の中をじんわりと温めて血流を促し、潤いを与える効果があります。鼻腔《びくう》が広がり、鼻の中の異物が排出され、鼻の通りもよくなります。

こうした効果が、さらに高まるのが「蒸しタオル」で鼻を温める方法です。湯船につかり、お湯につけて軽くしぼったタオルを鼻の上部に当て、湯船から立ち上る湯気を鼻から吸い込みます。

ただし、お湯の温度が低く、ぬるい蒸しタオルでは、さほど効果が得られません。タオルをつけるお湯の温度を高めにするほか、次のような方法もあります。

①水道水でぬらしたタオルを軽くしぼる
②タオルをたたみ、ラップで包む
③電子レンジで②を1分間温める
④ラップをはずし、軽く振って冷まし、蒸しタオルとして利用する

（中川雅文）

Q85 副鼻腔炎を放置すると嗅覚障害が起こりやすいと聞きました。なぜですか？

副鼻腔炎《びくう》やアレルギー性鼻炎が慢性化すると、においを感じにくい「嗅覚障害《きゅうかく》」を併発することがあります。においがわからなければ食事が味けなくなるだけでなく、ガスもれや食品の腐敗などにも気づきにくくなり、命の危険を伴うこともあります。

鼻の奥の鼻腔の内壁には3本の横ヒダ（鼻甲介《びこうかい》）があり、空気の通り道が上中下に分かれています。においを感じる嗅細胞は、鼻腔の一番上の通り道（上鼻道）を通ったにおい成分をキャッチします。嗅細胞はその情報を脳へ伝え、脳内でさまざまな領域を経由し、最終的に脳の眼窩《がんか》前頭皮質という領域でにおいとして認知されます。嗅覚障害は、こうした経路のいずれかに異常が起こることで発症します。

嗅覚障害の原因はいくつかありますが、**慢性の副鼻腔炎やアレルギー性鼻炎の場合は、鼻の粘膜の腫《は》れや鼻タケ（鼻ポリープ）などで空気の流入が阻害された結果、鼻から吸ったにおい成分が嗅細胞まで届かないことで起こります。**特に慢性副鼻腔炎では上鼻道に鼻タケができやすいため、嗅覚障害が高度になりがちです。

（近藤健二）

Q86 嗅覚障害はセルフケアで改善しますか？

副鼻《び》腔《くう》炎やアレルギー性鼻炎の慢性化が原因で嗅覚《きゅうかく》障害が起こった場合は、薬や外科的治療を行い、鼻の粘膜の腫《は》れや鼻タケ（鼻ポリープ）を除去して気道を確保できれば、徐々に回復します。しかし、長期間においを感じにくくなるケースも少なくなく、そうなると、においを感じる嗅細胞が衰えてしまいます。

嗅細胞は新陳代謝で新しい細胞に生まれ変わる神経細胞ですが、実は、この**嗅細胞が生まれ変わるときに必要なのが、においの刺激です。**このことを私たちの研究グループはマウスを使った実験で突き止めました。新しく生まれた未熟な嗅細胞が成熟して嗅細胞としての機能を持つには、においの刺激を受けることが必要で、新しい未熟な嗅細胞が成熟しはじめる7～14日の間に、においの刺激を受けないと、成熟できずに死んでしまうことが明らかになったのです。

つまり、嗅細胞が成熟できなければ、その分、嗅覚が低下してしまうことになります。逆に、**絶えずにおいをかいで嗅細胞を刺激すれば、衰えた嗅覚を改善させることができるのです。**

（近藤健一）

Q 87

嗅覚障害のセルフケア法「かぐトレ」があると聞きました。やり方を教えてください。

私たちの病院では、嗅覚《きゅうかく》障害を起こしている患者さんに、においをかぐトレーニング（以下「かぐトレ」と略す。正式には「嗅覚刺激療法」という）を指導し、嗅覚を回復させる一助にしてもらっています。

かぐトレは、ヨーロッパの人々になじみのあるバラ、レモン、ユーカリ、クローブのにおい液をしみ込ませた綿をフタつきの密閉ボトルに入れ、それぞれのにおいを10秒ずつかぐというトレーニング法です（くわしいやり方は左ページ参照）。ドイツ・ドレスデン大学耳鼻咽喉《いんこう》科の研究グループは、嗅覚障害の患者さん56人を2グループに分け、その一方にかぐトレを1日2回、12週間行ってもらう試験を行いました。その結果、かぐトレを行ったグループは、約7割の人が試験前に比べて嗅覚障害の程度が明らかに改善したと報告されています。

かぐトレ以外でも、食品や草花、石けん、シャンプーなど、いろいろなにおいを意識して積極的にかぐ習慣を身につけることが大切です。

（近藤健二）

かぐトレのやり方

1　準備する

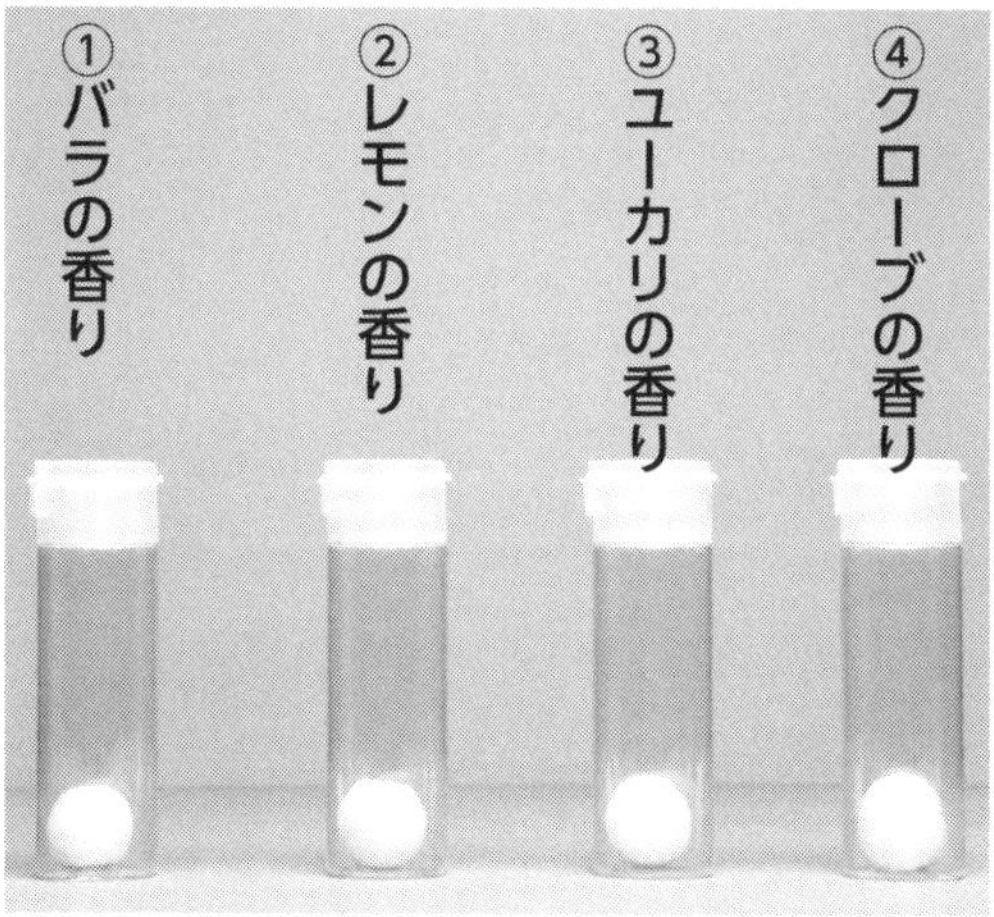

用意するもの

- フタつきの密閉ボトル（50ミリリットル）４個
- ２センチ大の綿球４個（脱脂綿を丸めてもOK）
- アロマオイル４種類（バラ、レモン、ユーカリ、クローブ）

ボトルの中に綿球を1個ずつ入れる。4種類のアロマオイルをそれぞれの綿球に1ミリリットルずつ垂らし、フタを閉める（アロマオイルは1カ月ごとに追加で垂らす）。

2　においをかぐ

①バラの香りを10秒間かぐ
↓10秒間休む
②レモンの香りを10秒間かぐ
↓10秒間休む
③ユーカリの香りを10秒間かぐ
↓10秒間休む
④クローブの香りを10秒間かぐ
↓10秒間休む

5分間くり返す

バラの香りを想像しながら①バラの香りのボトルを開け、10秒間においをかぐ。フタを閉じて10秒間休憩したら、次にレモンの香りを想像しながら②レモンの香りをかぐ。このように10秒間かいで10秒間休憩することを、①②③④の順に５分間くり返す。

Q88 鼻づまりで口呼吸になってしまいますが、なぜ口呼吸はよくないのですか？

呼吸には、口で行う「口呼吸」と、鼻で行う「鼻呼吸」があります。

口呼吸を続けていると、さまざまな悪影響が全身に及んできます。

鼻の中には鼻毛や繊毛《せんもう》があり、ウイルスや細菌、ほこり、花粉などの異物の侵入を防いでいます。鼻の奥にある扁桃《へんとう》リンパ組織も、異物が肺に入らないようにブロックしています。**口呼吸が習慣になると扁桃リンパ組織が乾燥してダメージを受け、異物をブロックするはずの組織が「異物のたまり場」になってしまいます。**このように口呼吸は免疫力を低下させて副鼻腔《びくう》炎やアレルギー性鼻炎、花粉症、アトピー性皮膚炎、気管支ぜんそく、膠原《こうげん》病などさまざまな病気のリスクを高めます。

また、鼻づまりによって口呼吸になると眠りが浅くなるとともに、のどが狭くなります。すると空気を懸命に取り込もうとして、睡眠の質が悪くなります。さらにホルモンのバランスがくずれ、アレルギー反応を起こしやすくなります。

まさに口呼吸は万病のもとになるのです。

（大久保公裕）

Q89 口呼吸は生活習慣や職業と関係していますか？

慢性的な鼻水や鼻づまりの症状を抱えている副鼻腔《びくう》炎やアレルギー性鼻炎、花粉症の患者さんは、口呼吸になりやすくなります。カゼや肺炎になったのをきっかけに、口呼吸の習慣が身についた人もいます。

顎《がく》関節症の患者さんも、口呼吸をする傾向があります。あごの形と鼻呼吸のしやすさには深い関係があります。例えば、下あごが小さい人は、舌根《ぜっこん》が口の奥に入り込んでしまい、構造的に鼻呼吸がしづらくなるのです。硬めの食品も積極的に食べて、あごの力を強くすることは、呼吸のためにも重要です。

そのほか、喫煙している人、話すことを職業にしている人、歌や楽器演奏をしている人なども、口呼吸が習慣になっていることがよくあります。

特に、営業職や教職、接客業、アナウンサーなど話すことを職業にしている人は、口呼吸が習慣になっていないかどうか確認してみてください。鼻で呼吸をしながら話を続けることは現実的に難しくなります。そうした職業の人は、仕事以外のときは、鼻呼吸を意識して行うようにしましょう。

（大久保公裕）

Q 90 口呼吸を鼻呼吸に変える利点はなんですか？

鼻呼吸をすると鼻の組織が正常に働き、ウイルスや細菌、ほこり、花粉などの異物が体内に侵入しにくくなるため、慢性副鼻腔炎《びくうえん》やアレルギー性鼻炎などを予防する一助になります。また、鼻呼吸で吸い込んだ空気は、鼻を通るときに温められ、湿気も加わるので肺やのどへの刺激も少なくなり、カゼを引きにくくなります。

鼻呼吸をすると深い呼吸ができるようになり、鼻呼吸で取り込んだ空気は適度に湿っています。乾燥している空気よりも、湿った空気のほうが、血液中に取り込まれる酸素量が増え、その結果、心臓や血管の働きが高まり、血流もよくなります。さらに鼻呼吸によって副交感神経（心身をリラックスさせる自律神経）が優位に働くようになり、血圧の低下にも役立ちます。就寝中に鼻呼吸をしながら眠ると、酸素を多く取り込んで熟睡することができ、睡眠の質が向上します。

鼻呼吸の習慣化は、口腔《こうくう》内の健康維持にも役立ちます。口を閉じている時間が長くなるので唾液《だえき》の分泌《ぶんぴつ》量が増え、唾液の殺菌作用により虫歯や歯周病、口臭予防にもつながります。

（大久保公裕）

Q91 口呼吸が習慣になっています。鼻呼吸に変えるコツはありますか？

鼻づまりや鼻水のせいで口呼吸になっている場合は、口呼吸の原因になっている病気がないかどうか、医療機関で診察と検査をしてもらいましょう。その原因疾患《しっかん》を治療して鼻づまりや鼻水が改善されれば、鼻呼吸がしやすくなるはずです。

そして、この7章で紹介されているセルフケアを実践し、鼻呼吸をすることを始めてみてください。鼻呼吸を意識して行うことで鼻の機能が高まり、鼻づまりが改善することも少なくありません。

鼻呼吸ができるようになるトレーニング法もあります。**口を閉じ、鼻を片方ずつ指で押さえ、鼻で呼吸する訓練をします。**また、口呼吸をさけるためには、口のまわりや口腔《こうくう》内の筋肉を強化することも大切です。硬めの食品をよく噛《か》んで食べたり、**口を大きく開けたり、舌を口から出して上下左右に動かしたり、**唾液《だえき》を何回も飲み込んだりする訓練を続けると、口まわりの筋肉が強化されます。

就寝中、口に貼《は》って口呼吸を防ぐテープも市販されています。

（大久保公裕）

Q 92 加湿器の効果的な使い方を教えてください。

新型コロナウイルス対策としては、高齢者など不特定多数の人がいる場所での加湿器の使用はさけたほうが賢明です。

実は、加湿器は細菌やウイルスを含む飛沫《ひまつ》を室内に拡散させてしまう装置です。新型コロナウイルスがたまたま室内に存在していたとしたら、室内にいる全員を感染させてしまう——そんなリスクを招きかねません。

加湿器は鼻の乾燥予防には有効ですが、人の出入りが多い部屋で加湿器を使うときは、機器を次亜塩素酸ナトリウム水溶液で1日数回しっかりと消毒し、用いる水も薬局などで販売している精製水を用いるなど、しっかりと対策を打つ必要があるでしょう。昔ながらのストーブの上にやかんといった煮沸した蒸気を用いるのは一つの安全対策といえるでしょうが、現代の私たちの生活ではそういうわけにもいきません。

今後も続くｗｉｔｈ《ウィズ》コロナの新時代、加湿器の使用については慎重さが求められます。鼻の乾燥を防ぐためであれば、お風呂での「鼻スチーム」（Q83参照）や「鼻ワセリン」（Q82参照）を行うことをおすすめします。

（中川雅文）

Q93 鼻毛は抜いてもかまいませんか？

鼻毛は、雑菌や花粉など体にとっての異物の侵入を防ぐフィルターの役割を担っています。その鼻毛がなかったら、どうなるでしょうか。

鼻毛がなければ、鼻の中に入った異物は鼻腔《びくう》（鼻の穴の内側）をたちまち素通りして体内に入り込み、カゼや感染症、アレルギー症状を引き起こしやすくなります。また、鼻毛は、鼻の中の湿度や温度を適切に保つ働きもしています。鼻毛を抜いてしまうと鼻の中が乾燥してかゆみが生じたり、鼻の粘膜が傷ついて炎症を起こしたり化膿《かのう》しやすくなったりします。

ですから、**鼻毛を抜くのは適切ではありません。**

とはいえ、鼻の穴から鼻毛が出ている場合は、見た目のエチケットとして、最低限の鼻毛の手入れは必要でしょう。

刃先が丸い鼻毛ばさみや、同じく刃先が丸くなっている電動式の鼻毛カッターなどを使えば、鼻腔内を傷つける心配がありません。鼻毛をカットするときは、短くなりすぎない程度に切るようにしましょう。

（中川雅文）

Q 94 ペットボトルを使って鼻づまりを解消する方法があると聞きましたが、本当ですか？

鼻づまりを予防・改善するセルフケアはいくつかありますが、その中でも速効性があるのが、ペットボトルを使う「ペットボトル脇《わき》はさみ」です。

やり方は簡単で、液体（水など）約500ミリリットルの入ったペットボトルを1本用意します。これを体の右側・左側どちらか片方の脇にはさみ、はさんだ腕で、体側にグッと力を入れる（20〜30秒間）だけです。

注意点は、つまっている鼻と反対側の脇にペットボトルをはさむこと。例えば、右の鼻がつまっているときは、左の脇にペットボトルを20〜30秒間はさみます。

両方の鼻がつまっている場合は、両方の脇にペットボトルを1本ずつ同時にはさむのではありません。例えば、まず右側の脇にはさんで行ったあと、次に左側の脇にはさんで行います。このように、必ず片方ずつ行うのがポイントです。

ペットボトル脇はさみを行うと、多くの場合、1分もたたないうちに鼻が通ったという感覚を味わうことが期待できます。

なぜなら、体の側面を圧迫すると、その反対側の側面にある自律神経が刺激されます（例えば、体の右の側面を圧迫すると左の側面の自律神経が刺激される）。脇の下には、自律神経のうち、心身を活発にさせる交感神経があり、それが鼻腔《びくう》（鼻の穴の内側）にある鼻甲介《びこうかい》につながっています。脇の下が刺激されると、鼻甲介の血管が収縮するので粘膜も収縮し、鼻づまりが一時的に解消すると考えられています。

体の側面の「圧迫ポイント」も重要です。脇の下に、もう片方の手をはさみ、脇から指３本くらい下のところが圧迫ポイントなので、ここにグッと力を入れます。脇の下には圧力を感じるセンサーがあり、そこを圧迫することで、反対側の自律神経が刺激されるわけです。

ペットボトルの材質は、柔らかいものより、少し硬めのものが適切です。ペットボトルの中に入れる液体は、水でもお茶でもかまいません。

脇の下を圧迫する道具はペットボトルのほかに、硬めの材質のボールなどを使ってもかまいません。

背もたれのついたイスがあれば、これを代用するのもいいでしょう。背もたれのついたイスに座り、右または左の脇で背もたれをはさみ、グッと力を入れる方法でも同様の効果が期待できます。

ただし、ペットボトル脇はさみによる鼻づまりの改善効果は長続きしません。どうしてもつらいときに、応急措置として試してみてください。

この原理を応用すれば、就寝中の鼻づまりを改善することも可能です。鼻がつまったと感じたら、鼻がつまっている側と反対側を下にして横向きの姿勢で寝てみてください。鼻の通りがよくなり、寝つけるようになるでしょう。

（大久保公裕）

ペットボトル脇はさみのやり方

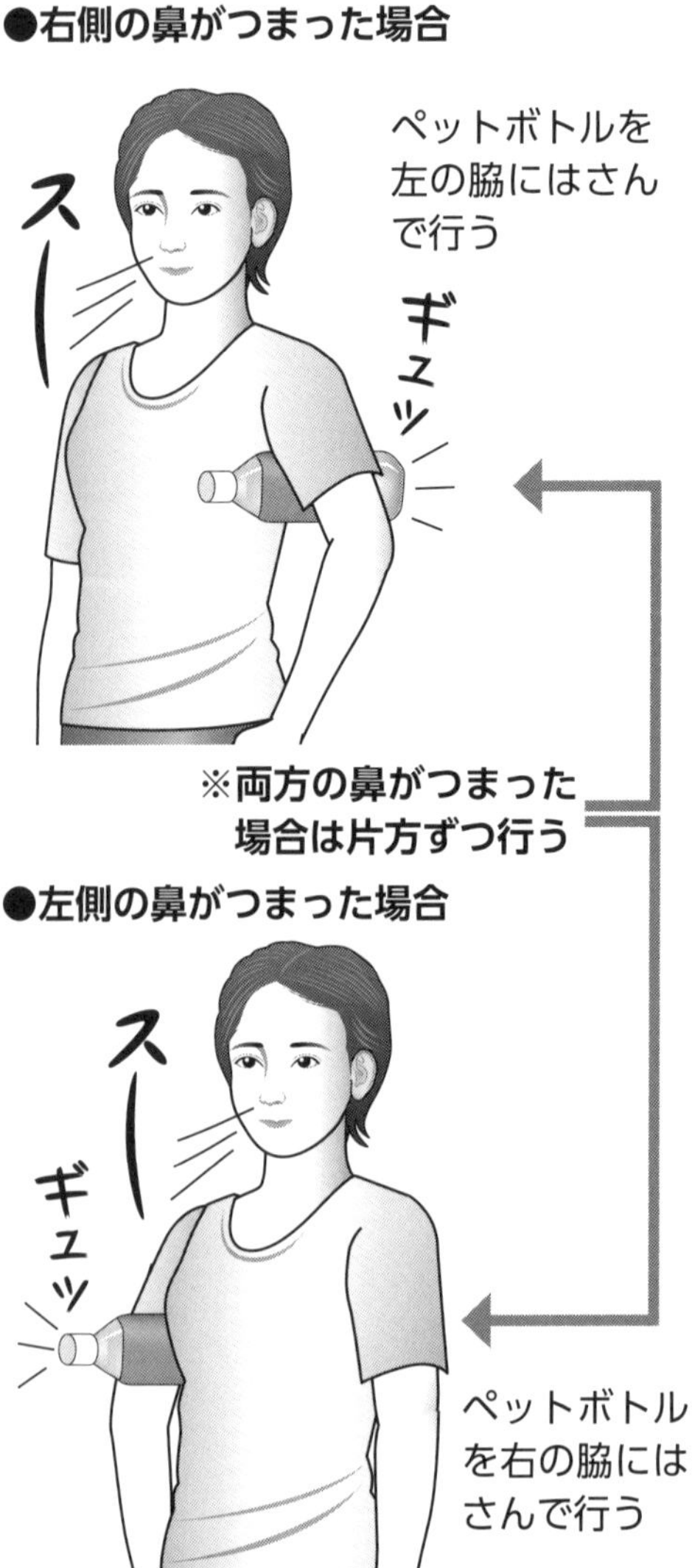

●右側の鼻がつまった場合
スー
ギュッ
ペットボトルを
左の脇にはさん
で行う
※両方の鼻がつまった
場合は片方ずつ行う
●左側の鼻がつまった場合
スー
ギュッ
ペットボトル
を右の脇には
さんで行う

Q95 鼻の健康のために有効な運動はありますか？

鼻のトラブルに対し、運動が効果を発揮する理由は、自律神経の働きが関係しています。自律神経には、心身を活発にする交感神経と、心身をリラックスさせる副交感神経があり、両者がバランスよく働くことによって心身の調子が整います。

鼻の中にも自律神経があり、交感神経の働きが活発になると血流がよくなり、副交感神経の働きが過剰になると鼻水やくしゃみが出やすくなります。そのため、**鼻水など鼻の症状を防ぐためには、交感神経を刺激して活発にさせる有酸素運動が有効です。**有酸素運動は、全身の細胞に酸素を取り込みながら行う運動で、**ウォーキングやジョギング、サイクリング、水泳などがあります。**

日常生活の中で、なるべく自動車を使わずに歩く、エスカレーターを使わずに階段を上るといった工夫をして１日30分程度のウォーキングを続けてみましょう。

そのさい、口で呼吸しながら歩くと、大気中のウイルスや細菌、排気ガスなどを口から吸い込むことにつながります。できるだけ鼻から息を吸い、口から吐くという呼吸法を取り入れながらウォーキングを行うことをおすすめします。

（大久保公裕）

Q96 鼻をかむと耳が痛みます。正しい鼻のかみ方を教えてください。

鼻を強くかみすぎると、鼻腔《びくう》内での急激な圧変化が耳まで影響し、耳の痛みになることがあります。鼻をかむときは、左右交互にかむことがポイントです。しかし、左右交互にかんでも、鼻づまりが強い場合には耳に影響が及んでしまいます。

正しい鼻のかみ方は、**軟らかいティッシュペーパーを使って、片方の鼻の穴を指でしっかり押さえて鼻の穴を閉じます。そして、ゆっくり、少しずつ、もう片方の鼻の穴から息を吐きます。反対側の鼻も同じようにかみます。**両方の鼻がつまっているときは、温めた生理食塩水（Q80参照）を鼻腔内に1《ミリリットル》ほどスポイトのようなもので垂らし入れてから鼻をかむといいでしょう。鼻の温め効果と、適度な水分による潤滑効果が相まって、鼻をかむときの耳の痛みの回避につながります。

鼻をかむという行為は、手で顔を触るという行為でもあり、自身の鼻汁に触れてしまう行為でもあります。そこにウイルスが付着している可能性がない、とはいいきれません。鼻をかむ前後には、必ず丁寧《ていねい》な手洗いを心がけてください。（中川雅文）

Q97 鼻のトラブルに即効性のあるツボはありますか？

東洋医学では、体の状態を整える「気血《きけつ》」がめぐる通り道を「経絡《けいらく》」と呼び、その経絡の上に点在する「ツボ」を刺激する療法があります。

鼻づまりや鼻水などの鼻のトラブルに対して即効性を発揮するツボは諸説ありますが、ここでは鼻の近くにある代表的なツボを紹介します。

「迎香《げいこう》」は、小鼻の横端と頬骨《きょうこつ》の間にあり、「香りを迎える」という名称からわかるように、鼻と関係が深いツボです。手で触ると、少しくぼんでおり、指の腹で押すと少し痛みを感じ、皮膚の下に骨があることがわかります。

迎香には、鼻水の分泌《ぶんぴつ》を抑え、鼻の通りをよくする働きがあります。また、鼻腔《びくう》内のむくみを取ったり、嗅覚《きゅうかく》の不調を和らげたりする効果も期待できます。ちなみに、迎香は大腸や排泄《はいせつ》にかかわるツボで、食べ物の消化・吸収をよくしたり、排便をスムーズにしたりする働きもあるとされています。

この迎香のツボを、人さし指の腹で、鼻をつまむように指圧します。強く押すのではなく、鼻を両側からはさみ、静かに押して指を離すことをくり返します。

さらに、迎香から目尻《めじり》に向かって、軽く押し上げるような気持ちでマッサージすることも有効です。

迎香のほかにも、鼻のトラブルに効果的なツボがあります。「鼻通《びつう》」は、小鼻の上端と頬骨の間にあり、「攢竹《さんちく》」は眉頭《まゆがしら》の内側のくぼみにあります。目尻の横のくぼみにある「太陽《たいよう》」は、鼻づまりや目のかゆみを抑えるツボです。

仕事や家事の合い間、入浴中などを利用して、これらのツボ刺激を試してみてください。

（中川雅文）

鼻づまりに効くツボ

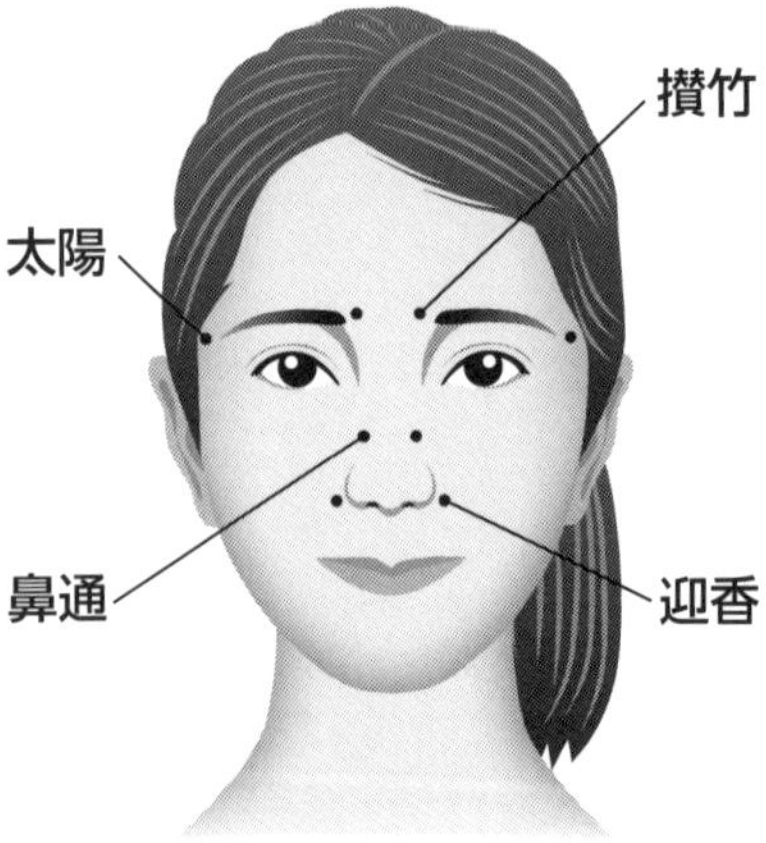

※それぞれのツボは
左右対称にある

迎香を押す場合

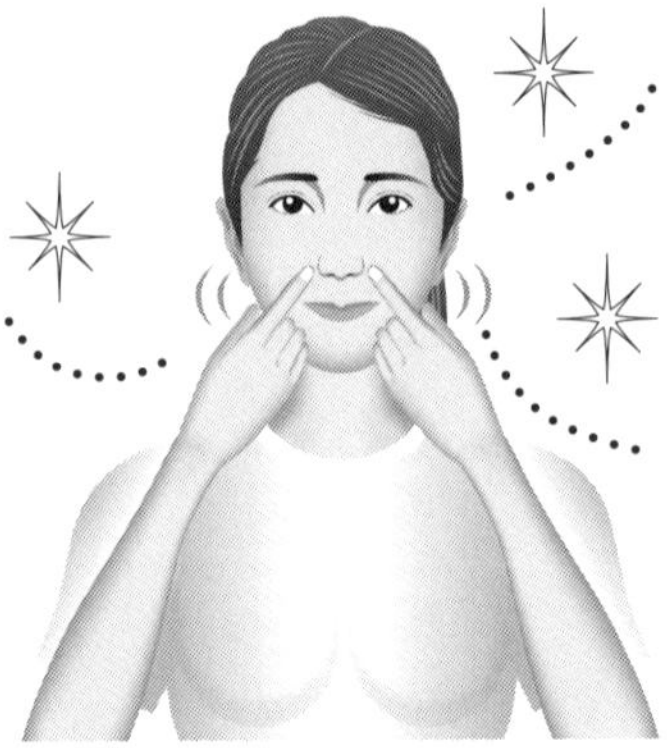

左右のツボの位置に両手の人さし指（または中指）を当て、回転させるように約３秒押し込む。

Q98 周囲の人に気づかれずに刺激できるツボはありますか？

何かの不快症状や不調に対して効果を発揮するツボは複数あります。例えば、鼻の症状が現れている場合は、鼻のまわりにあるツボだけでなく、鼻から離れている部位にも有効なツボが点在しています。これは、経絡《けいらく》（東洋医学でいう気血《きけつ》がめぐる通り道）や神経を介して全身のツボがつながっているからです。

その中でも、耳や手などには、多くのツボが集まっており、電車での移動中やデスクワークの合間などに、周囲の人に気づかれず気軽に刺激することができます。

鼻づまりなどの鼻のトラブルの改善に有効な耳のツボは「上顎《じょうがく》」「内鼻《ないび》」「外鼻《がいび》」です。上顎は耳たぶに、内鼻は耳の穴の手前にあるふくらみの中央あたり、外鼻は内鼻の少し上にあります。

耳たぶを親指と人さし指でつまんでもむと上顎が刺激されます。耳の穴に親指を入れ、耳の手前の小さなふくらみを人さし指とでつまみ、内鼻と外鼻をじっくりともみほぐしてください。

鼻のトラブルに有効な手のツボの代表格は「合谷《ごうこく》」です。親指と人さし指の骨が描くV字の谷間にあり、鼻の症状のほか、目のかゆみや充血の改善に役立ちます。

手首の親指側にある「太淵《たいえん》」は、鼻の症状のほか、セキやのどの痛みに対しても効果的なツボです。親指の爪の下端の外側にある「少商《しょうしょう》」は、鼻の粘膜の過敏性を抑え、発熱やのどの痛みを和らげる働きがあります。

これらのツボを指の腹で押してみて痛みを感じたら、鼻の症状が悪化している証拠です。鼻のトラブルを抱えている人は、ツボ刺激を日常の習慣にしてみましょう。

（中川雅文）

鼻に効く「耳・手」のツボ

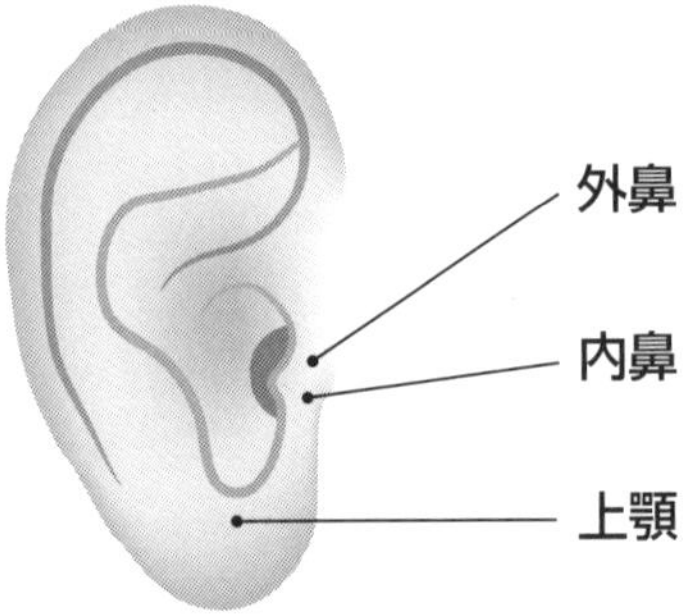

※上顎は、親指と人さし指の腹でつまんで刺激する

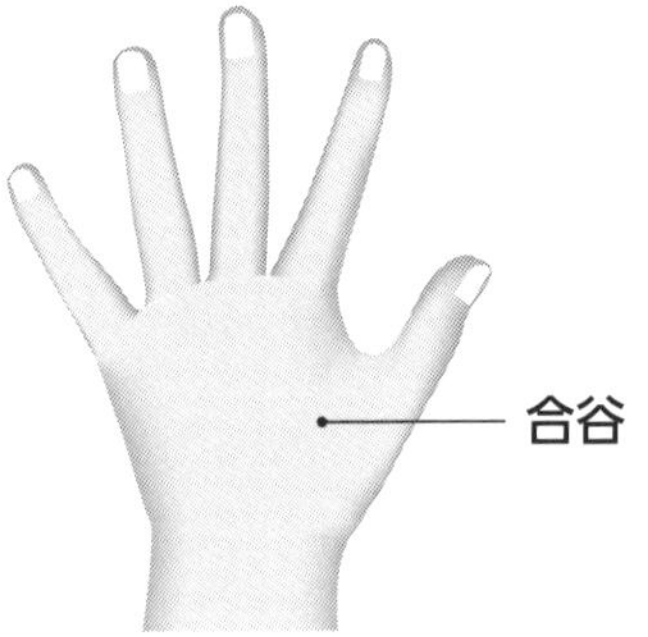

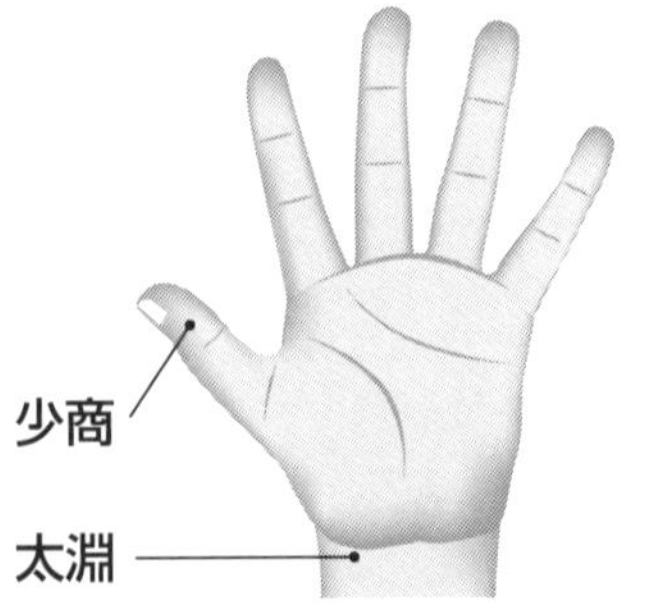

※上顎以外のツボは、約３秒押す・離すを３回程度くり返す

Q 99 今人気の「ハッカ油」は鼻づまりに効果がありますか？

ハッカ（ミント）に含まれるメントールには消臭・殺菌効果があり、鼻の症状にも効果を発揮します。さらにメントールには、鼻の粘膜の繊毛《せんもう》の働きを活性化し、アレルゲン（抗原）が体内に侵入するのをブロックする働きがあるとされています。

熱いお湯を入れた洗面器にハッカ油を数滴垂らし、その湯気を鼻から吸い込んでみましょう。ハッカ油の蒸気を吸い込むことで鼻の中が潤い、鼻づまりがらくになります。ハッカのさわやかな香りで気分もよくなるでしょう。

そのほか、ハッカ油を含ませたぬれタオルを室内にかけておく利用法もあります。洗面器に体温くらいのぬるま湯を入れ、ハッカ油を数滴垂らします。その中にタオルをひたして軽くしぼり、室内に掛けておきます。寝室に掛ければ、寝ている間に鼻の粘膜の繊毛の働きがよくなり、鼻の中が潤います。Q82で紹介したワセリンに、このハッカ油を1～2滴落として混ぜる「ハッカ油入りワセリン」を少量鼻腔《びくう》に塗布すれば、その意味で一石二鳥の効果が期待できます。

（中川雅文）

Q100 マスクを使うとき、湿らせたガーゼをはさむ方法は有効ですか？

外は寒いのに室内は温かいといった寒暖差が生じると鼻の粘膜が過敏に反応し、くしゃみや鼻水、鼻づまりなどの症状が起こりやすくなります。

特に寒い時期は外出時にマスクを着用すれば、鼻が感じる寒暖差を和らげることができます。マスクの着用は、春先など花粉が多く飛散する時期にも大いに効果を発揮します。

かつて、マスクをつけるとき、鼻の中の潤いを保つために、鼻とマスクの間に湿らせたガーゼをはさむ方法が流行したことがありました。しかし、ぬるい湿気は、温かい場所から寒い場所へ流れていきます。鼻とマスクの間に湿らせたガーゼをはさんでいると、体温より外気のほうが低温なので、マスクの湿気の大半は、鼻の中にではなく、外気のほうに奪われ、鼻の中に効率よく取り込むことができなくなります。

単に湿らせただけのマスクを使っても、鼻の中の潤いを保つ効果を発揮できるとはいえません。

（中川雅文）

Q101 鼻の中の潤いを保つためには、どんなマスクを選ぶといいですか？

最近は「蒸気タイプのぬれマスク」が市販されています。このマスクは、開封すると、温かい蒸気が出て、数分で温度が体温よりも高くなります。

蒸気タイプのぬれマスクを使うと、マスクと口の間で発生した蒸気は、外に流れることなく、鼻の穴のほうへ取り込まれていきます。

蒸気タイプのぬれマスクをつけていると、鼻のまわりが高温多湿になります。すると、吸い込む息が温かくなり、その温かい空気が鼻やのどを温めてくれます。お湯で温めた蒸しタオルを鼻の上に当てると蒸気が鼻の中へ取り込まれ、鼻の通りがよくなるのと同じ理屈です。

このタイプのマスクを有効利用する方法があります。それは、就寝中に着用して眠ることです。マスクを開封すると温かい蒸気が出てくるので、温かく適度に湿った空気を取り込むことができ、鼻の中が快適に潤され、睡眠の質もよくなります。寝室が乾燥している時期には、特におすすめです。

（中川雅文）

Q102 withコロナ時代での注意点はありますか?

新型コロナウイルスの感染拡大に伴って、最近は「三密をさける」「人前でのセキのエチケットを守る」「マスクを着用する」「ソーシャルディスタンスを保つ」といった新しい生活様式の実践が求められています。

これからのwith《ウィズ》コロナの新時代、私たちには鼻漏《びろう》（鼻水）ケアに関しても、新型コロナウイルス対策として、より繊細な注意を心がけることが求められています。

- ●鼻をかむ前に手洗いをする
- ●鼻をかんだ後も手洗いする
- ●鼻をかんだティッシュはチャックつきポリ袋などにしまい、感染ゴミという意識で取り扱う（ゴミの取りまとめや収集の作業をする人が手で触ってしまうことのないように区別する）

さらに、鼻をかんだときに、唾液《だえき》や飛沫《ひまつ》が顔についていることもあるので、顔や口を使い捨てナプキンでふく、あるいは洗面所で洗い流す、といった配慮が大切です。特に外出先では、このようなことを心がけてください。

（中川雅文）

第8章

アレルギー性鼻炎・花粉症という病気についての疑問7

Q103 アレルギー性鼻炎はどんなしくみで起こる病気ですか？

アレルギー性鼻炎は、主に鼻で起こる代表的なアレルギー疾患《しっかん》の一つです。

アレルギーを引き起こす原因になる物質を「アレルゲン」あるいは「抗原」といいます。このアレルゲンとなる物質が鼻の中に入ると鼻の粘膜が刺激され、くしゃみ、鼻水、鼻づまりなどの症状が現れます。

私たちの体には、病気から自分の体を自分で守る「免疫」というしくみが備わっています。

例えば、おたふくカゼのウイルスにいったん感染すると、再び感染することはほとんどありません。これは、おたふくカゼのウイルスに感染すると、私たちの体には、このウイルスを感染の原因となる抗原と認識し、それを異物と見なして攻撃する「抗体」ができるからです。抗体とは、異物をいち早く感知して捕らえるセンサーのようなものです。

同じように、アレルギー性鼻炎のアレルゲンであるハウスダストや花粉などが鼻や口、目から入ってくると、体の免疫が働いてハウスダストや花粉などを異物と見なします。そして、再び体内にこれらのアレルゲンが入ってきたときに備え、異物を攻撃するＩｇＥという抗体が作られます。

そして、ハウスダストや花粉などが、再度、鼻や目の粘膜に付着したときは、このＩｇＥがマスト細胞（肥満細胞）と結合し、マスト細胞からヒスタミンなどの化学伝達物質を放出します。

この化学伝達物質が知覚神経や自律神経、血管、分泌腺《ぶんぴつせん》などを刺激することで、さまざまなアレルギー反応が起こるようになります。

アレルギー反応として、例えば次のような症状が起こります。

●鼻の粘膜から鼻水を分泌させる→鼻水
●急激な呼気を誘発して異物を外に出そうとする→くしゃみ
●鼻の粘膜を腫《は》れさせ、異物が鼻の中に入るのを防ごうとする→鼻づまり

免疫機能が正常に働けば、鼻水が適度に分泌され、鼻の粘膜がある程度腫れることで、アレルゲンが体内に侵入するのを防ぐことができます。ところが、アレルゲンに対して免疫が過剰に反応すると、それが裏目に出て、鼻水が多くなりすぎたり、鼻がずっとつまったりしてしまうのです。

（浦長瀬昌宏）

Q104 アレルギー性鼻炎と花粉症は別の病気ですか？

アレルギー反応が起こることによって症状が現れる病気を、ひとくくりにして「アレルギー疾患《しっかん》」といいます。アレルギー性鼻炎は、くしゃみや鼻水などの症状を引き起こすアレルゲン（抗原）の違いによって「通年性アレルギー性鼻炎」と「季節性アレルギー性鼻炎」の二つに大きく分けられます。

通年性アレルギー性鼻炎は、季節に関係なく一年じゅう起こります。そのアレルゲンの多くは、ハウスダストの中に含まれます。ハウスダストの成分の半分程度は糸くずなどの繊維ですが、これは大きくて鼻の粘膜にくっつきにくいのでアレルゲンにはなりません。アレルゲンになるのは、鼻の粘膜にくっつきやすい細かい粒子になる、ダニの死骸《しがい》やふん、真菌（カビ）などです。

季節性アレルギー性鼻炎は、特定の季節に起こります。原因物質は主に花粉で、花粉症はその代表といえます。花粉症は、目に症状が現れる「アレルギー性結膜炎」や、皮膚に症状が現れる「アレルギー性皮膚炎（アトピー性皮膚炎）」も含む病気です。花粉症とアレルギー性鼻炎は同じ病気を指すわけではありません。

（浦長瀬昌宏）

アレルギー疾患の分類

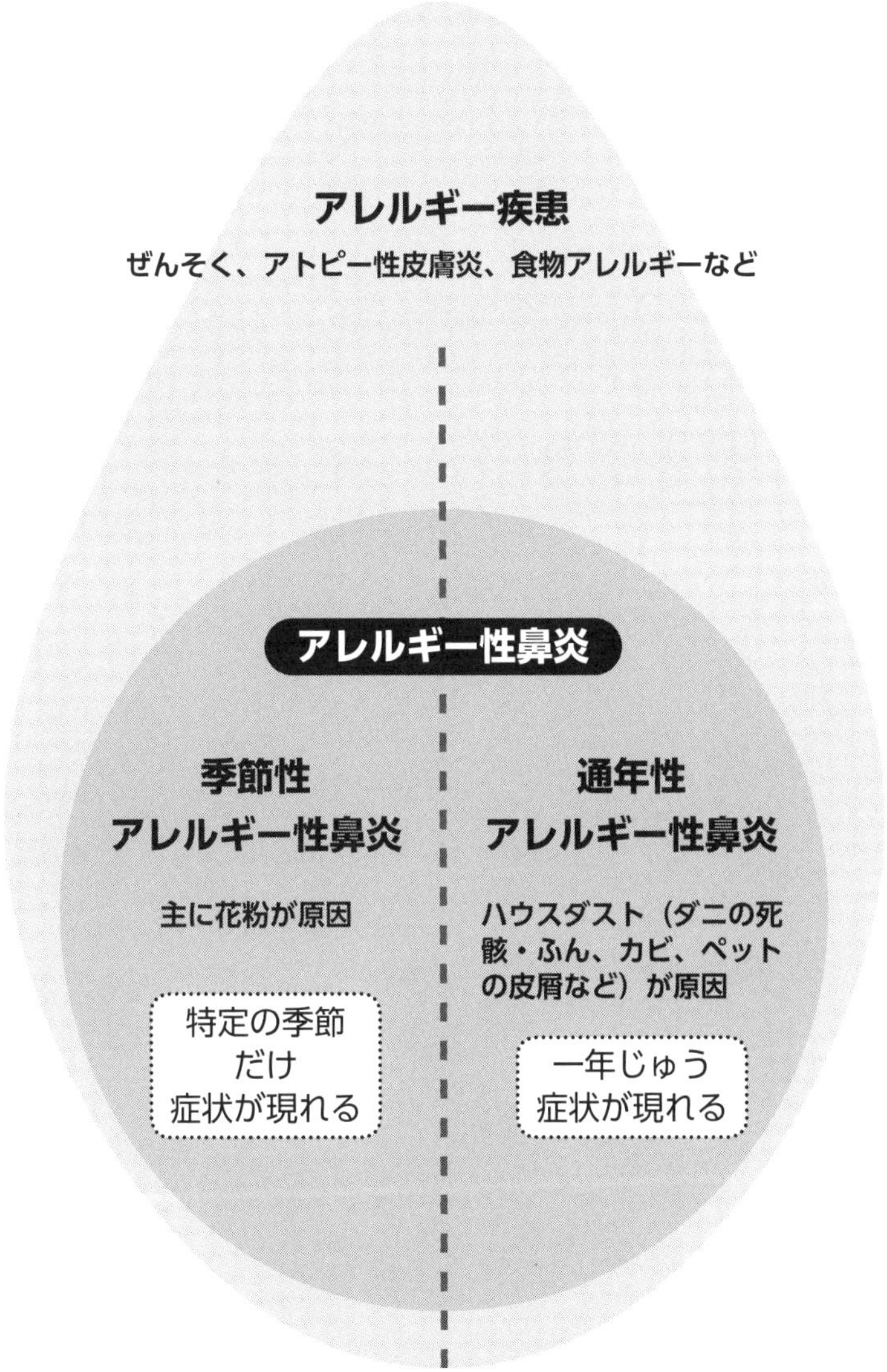
アレルギー疾患
ぜんそく、アトピー性皮膚炎、食物アレルギーなど
アレルギー性鼻炎
季節性
アレルギー性鼻炎
主に花粉が原因
特定の季節
だけ
症状が現れる
通年性
アレルギー性鼻炎
ハウスダスト（ダニの死
骸・ふん、カビ、ペット
の皮屑など）が原因
一年じゅう
症状が現れる

Q105 アレルギー性鼻炎や花粉症の人はどれくらい増えていますか？

全国で行われた調査によると、１９９８年には、アレルギー性鼻炎の有病率は30％、スギ花粉の花粉症は16％でした。これに対し２００８年には、アレルギー性鼻炎の有病率は39％に、スギ花粉の花粉症は27％に増えています。

さらに最近の傾向として、アレルギー性鼻炎の患者の若年化が指摘されており、子供の患者数が増えていることが特徴です。

アレルギー性鼻炎の患者数が増加している大きな原因として、スギ花粉の飛散量が増えていることが挙げられます。戦後に植林された大量のスギが成長し、花粉を飛散する樹齢に達しています。また、換気の悪い密閉された住環境などの影響で、室内のダニの量も増えています。

日本人の体質の変化も関係していると考えられています。食生活が変化し、加工食品をとりすぎたり、高たんぱく・高脂肪の食事が増えたりしたことで、アレルギー症状が起こりやすくなったという可能性も指摘されています。

（浦長瀬昌宏）

Q 106 通年性アレルギー性鼻炎を引き起こす原因物質には何がありますか？

通年性アレルギー性鼻炎の代表的なアレルゲン（抗原）は、主にハウスダストの中に含まれています。室内のほこりに含まれる**ダニの死骸《しがい》やふん、昆虫の死骸、カビ（真菌）、ペットの皮屑《ひせつ》**などが、アレルギー性鼻炎の原因になります。

特にダニは、ハウスダスト1グラム中に数百～数千匹が存在しており、中でも、ヤケヒョウヒダニとコナヒョウヒダニが多く検出されています。ハウスダストによるアレルギー性鼻炎は一年じゅう起こりますが、ダニは温度や湿度が高い夏から秋の時期に増えるため、とりわけこの季節に症状が悪化しやすくなります。ガやゴキブリなどの死骸もアレルゲンとなることもあるので、家の掃除はこまめに毎日行う必要があります。

また、アスペルギルス、カンジダ、アルテルナリアなどの**真菌（カビ）**もアレルギー症状を引き起こす原因になるので、除菌を行うことも大切です。カビは湿ったところに発生しやすい特徴があります。浴室や台所などの水回りやエアコンの掃除をこまめに行い、結露があればふき取りましょう。

（浦長瀬昌宏）

Q107 花粉症を引き起こす花粉にはどんなものがありますか？

花粉症を引き起こす代表的なアレルゲン（抗原）として、スギ花粉がよく知られています。しかし、季節や地域によって、さまざまな種類の花粉が飛散します。花粉は樹木花粉と草木花粉に大きく分けられます。前者にはスギ、ヒノキ、シラカンバ、後者にはカモガヤ、ヨモギ、ブタクサなどがあります。

スギの植生は、沖縄と北海道北部を除いて全国に広く分布し、夏期以外の季節に花粉を飛散します。ヒノキの植生は関東以西に多く、スギの花粉症を合併するケースがよくあります。北海道や東北では、シラカンバの花粉症が4～6月にかけて起こりやすくなります。

カモガヤはイネ科の植物で、特に北海道に広く生育し、5～8月に花粉を飛散します。ヨモギは8～9月に花粉を飛散するキク科の植物です。ブタクサはキク科の植物で、北海道以外の地域で8～10月に花粉を飛散します。花粉症というと春先に起こると考えられがちですが、夏や秋に発症することも多いのです。

（浦長瀬昌宏）

花粉症の原因になる主な植物と花粉の飛散時期

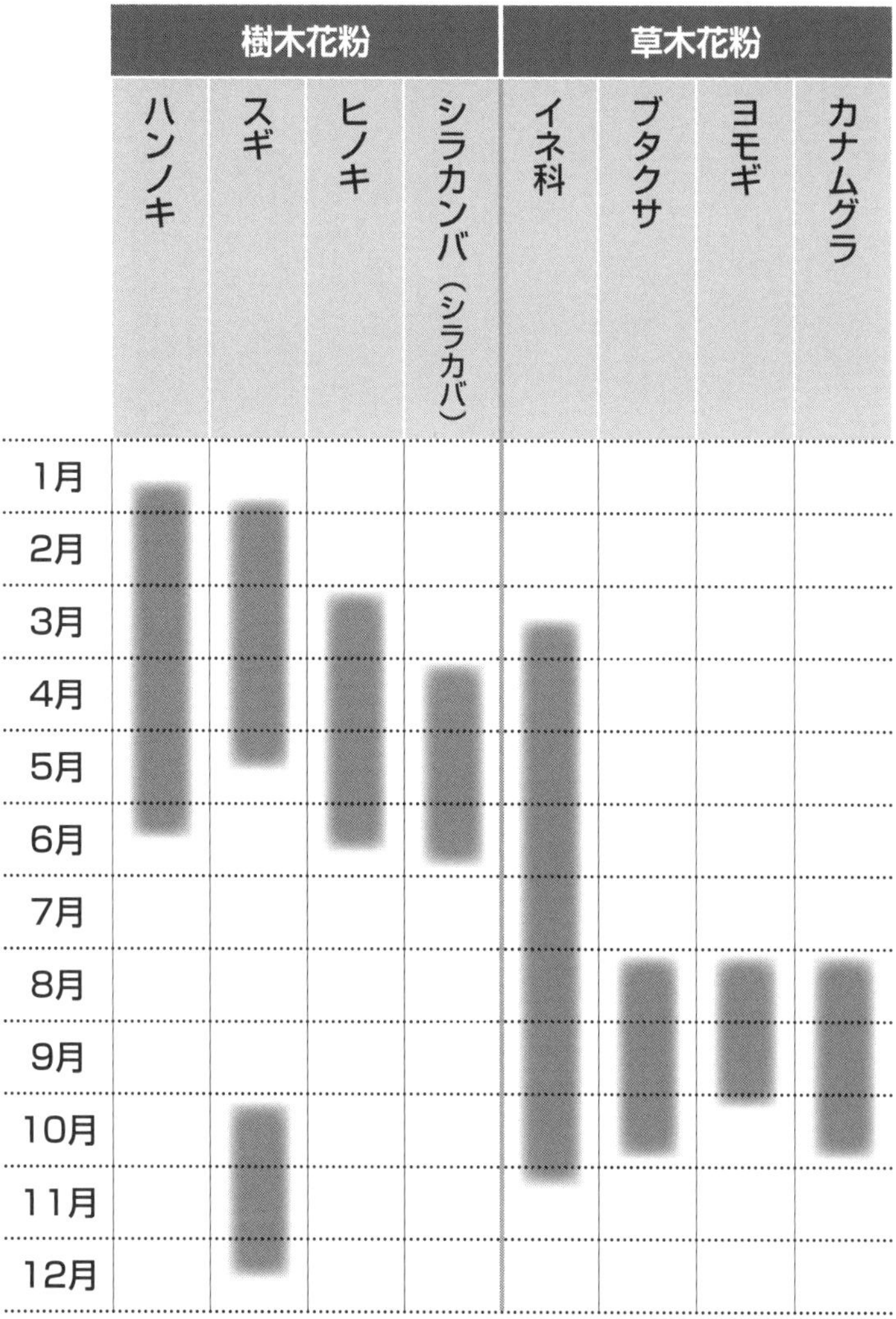

※花粉の飛散時期は地域によって異なる。上のグラフは全国の標準的な飛散時期

Q108 アレルギー性鼻炎を発症する人としない人がいるのはなぜですか？

アレルギー性鼻炎になる人とならない人がいるのは、体内に侵入してきた病原体や異物から体を守っている免疫の反応の差が関係しています。

ハウスダストや花粉などのアレルゲン（抗原）に同じように接しても、免疫が過剰に反応するアレルギー体質の人もいれば、ほとんど反応しない人もいます。これは、人によってアレルゲンに対する許容量が異なるからです。

アレルゲンに対する許容量は、大きさが違うコップにたとえられます。

コップが大きく、アレルゲンに対する許容量が大きければ、コップから水があふれず、ハウスダストや花粉が体内に侵入してきても、鼻水や鼻づまりなどのアレルギー症状は起こりません。

一方、コップが小さく、アレルゲンに対する許容量が小さければ、少量のアレルゲンが侵入しただけでコップの水はあふれてしまいます。つまり、アレルギー症状が現れることになります。

アレルギー性鼻炎が起こる人と起こりにくい人

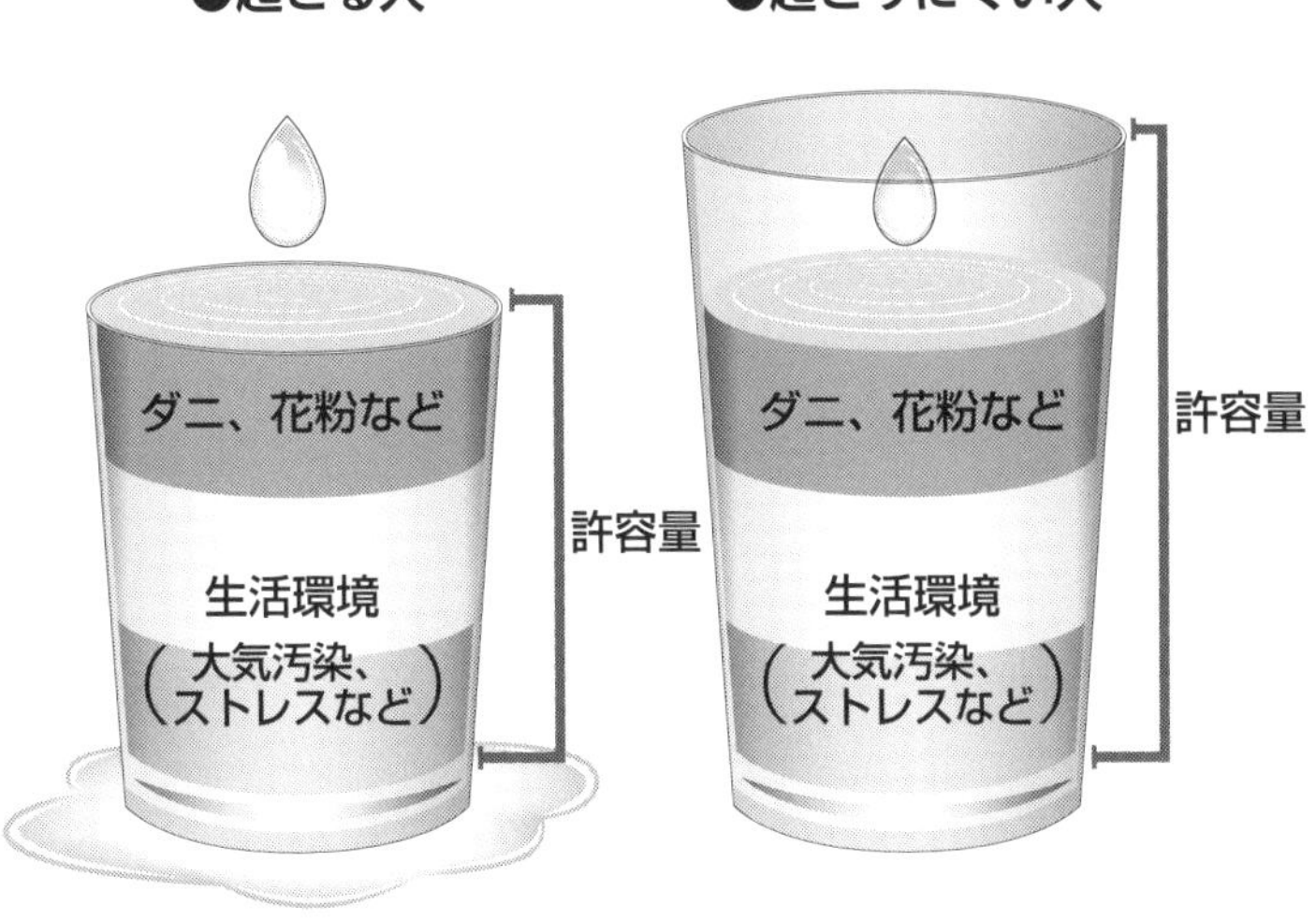

コップの容量が小さいため、ハウスダストやダニなどが少し入っただけで、コップから水（アレルゲン）があふれてしまい、アレルギー症状が現れる。

コップの容量が大きいため、ハウスダストやダニなどが入っても、コップの水（アレルゲン）はあふれず、アレルギー症状は現れない。

アレルゲンに対する許容量が小さい「アレルギー体質」は、親から子へ遺伝することもあります。

しかし、アレルギー性鼻炎は、遺伝による体質だけで起こるわけではありません。アレルギー症状を招く生活環境や住環境、大気汚染、食事、ストレスなど、さまざまな要素が関与しています。

これらの要素を複合して持っている人は、アレルギー性鼻炎を発症しやすくなります。

（浦長瀬昌宏）

Q 109 アレルギー性鼻炎と合併しやすい病気はありますか？

アレルギー性鼻炎と合併しやすい病気として、まず挙げられるのが、慢性副鼻腔炎《びくう》です。アレルギー性鼻炎になると鼻の粘膜が腫《は》れるので、鼻の中でつながっている副鼻腔の出口が狭くなり、炎症が起こりやすいのです。

睡眠時無呼吸症候群にもかかりやすくなります。寝ている間に鼻がつまると口呼吸になり、舌がのどの中に落ち込み、気道が狭くなってしまいます。

花粉症の人は、**気管支ぜんそく**や**アトピー性皮膚炎**などのアレルギー疾患《しっかん》を併せ持つ傾向があることもわかっています。特に子供に多く見られ、あるアレルギー疾患（例えばアトピー性皮膚炎）を発症したあと、成長とともに新たに別のアレルギー疾患（例えば花粉症）を合併するケースが多いようです。また、空気中を漂う花粉が目の結膜《けつまく》に浸透し、炎症を起こすと**アレルギー性結膜炎**が起こることもあります。

医師の診察を受けて、アレルギー性鼻炎を治療することで、これらの病気を予防することができます。

（浦長瀬昌宏）

第9章

アレルギー性鼻炎・花粉症の症状やセルフケアについての疑問12

Q 110 アレルギー性鼻炎や花粉症になるとどんな症状が起こりますか？

アレルギー性鼻炎の主な症状は、くしゃみ、鼻水、鼻づまりです。

アレルギー性鼻炎のアレルゲン（抗原）であるハウスダストや花粉を私たちが鼻から吸い込んだときには、体内のマスト細胞（肥満細胞）からヒスタミンという化学伝達物質が放出されます。このヒスタミンが鼻の粘膜の知覚神経を刺激すると、その刺激が脳に伝わって、くしゃみが起こります。

また、放出されたヒスタミンによって自律神経が刺激されると、鼻水が出るようになります。

マスト細胞からロイコトリエンという化学伝達物質が放出されると血管が広がり、鼻の粘膜が腫《は》れて鼻腔《びくう》が狭くなり、鼻づまりの症状が現れます。ちなみに、鼻腔が広すぎても、鼻がつまったと感じることがあります。鼻腔は広すぎても狭すぎてもよくなく、適度な広さになることで鼻づまりはよくなるのです。

アレルギー性鼻炎による鼻水には血が混じることもあります。鼻水や鼻のかゆみで

アレルギー性鼻炎・花粉症で現れやすい症状

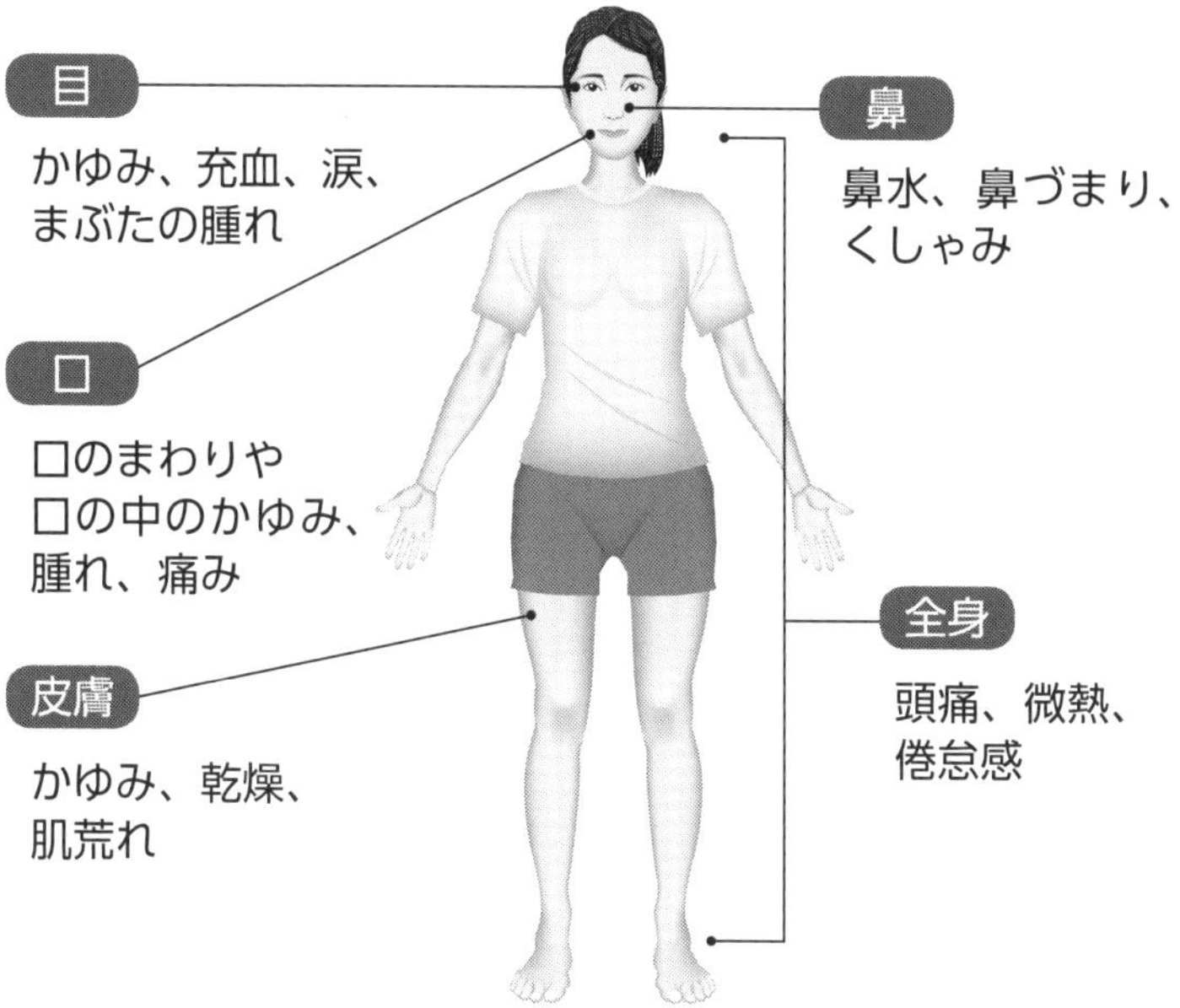

鼻を触ることが多くなり、鼻の粘膜から出血しやすくなるからです。

鼻水の分泌《ぶんぴつ》が増えると、鼻の穴から鼻水が流れ出てきます。ときには、鼻水が鼻の後ろからのどに流れることもあり、この症状を「後鼻漏《こうびろう》」といいます。後鼻漏になると、鼻水がのどから気管に流れ込むため、のどや肺に悪影響を及ぼし、気管支ぜんそくなどを引き起こすこともあります。

アレルギー性鼻炎になるとアレ**ルギー性結膜炎**を合併することも多く、花粉症では**目のかゆみや充血、目ヤニ**などの症状が現れることがあります。

（浦長瀬昌宏）

Q111 子供のアレルギー性鼻炎の症状に特徴はありますか？

子供のアレルギー性鼻炎は低年齢化が進んでいます。健康検査では1歳6カ月の約2％がアレルギー性鼻炎にかかっており、幼稚園年中児から有病率が大きく上がるというデータもあります。

アレルギー性鼻炎を放置すると、副鼻腔《びくう》炎や中耳炎、気管支ぜんそくといった病気にもかかりやすいので、早めの対策が必要です。透明な鼻水やくしゃみが2週間以上続いている場合は、アレルギー性鼻炎を疑ってください。

しかし、子供は症状の現れ方がはっきりしないこともあります。鼻がぐずつくなどの症状だけで、カゼなどの別の病気と区別がつきにくいことが多いのです。

特に小さい子供の場合、症状を自覚していなかったり、症状を訴えなかったりします。子供のアレルギー性鼻炎に気づくには、鼻をこするようなしぐさが見られる、鼻血をよく出す、口呼吸をしている、といった小さいシグナルを見逃さないことが大切です。

（浦長瀬昌宏）

Q112 花粉症になると、口の中がかゆくなることはあるのですか？

花粉症の人は、特定の食べ物に対するアレルギーがある場合があります。特に野菜や果物を食べると口のまわりや舌、口の中がかゆくなったり、腫《は》れてきたりします。中には全身に湿疹《しっしん》ができてかゆくなり、目や鼻に花粉症の症状が現れる場合もあります。

このような病態を、医学的に「花粉・食物アレルギー症候群」または「口腔《こうくう》アレルギー症候群（OAS）」といいます。

なぜ、口のまわりなどにかゆみや腫れといった症状が起こるのでしょう。それは、特定の花粉にアレルギーを持ってしまうと、特定の野菜や果物に含まれる成分にもアレルゲン（抗原）として体が反応してしまうからです。そのため、花粉症になると、特定の食べ物に対して、かゆみや腫れなどのアレルギー症状が現れるのです。

アレルゲンとして最も多いのは、みなさんもよくご存じのスギ・ヒノキの花粉です。スギ・ヒノキの花粉症の人は、これらの花粉だけでなく、トマトを食べると症状が出

花粉に反応しアレルギーを起こす主な食べ物

花粉の種類	花粉に反応する可能性のある食べ物
スギ・ヒノキ **ヒノキ科**	トマト
ハンノキ **カバノキ科**	リンゴ、モモ、イチゴ、メロン、スイカ、大豆、キウイ、オレンジ、ヤマイモ、マンゴー、アボカド、ヘーゼルナッツ、ニンジン、セロリ、ジャガイモ、トマト
シラカンバ （シラカバ） **カバノキ科**	リンゴ、モモ、洋ナシ、イチゴ、ヘーゼルナッツ、クルミ、アーモンド、ココナッツ、ピーナッツ、セロリ、ニンジン、ジャガイモ、キウイ、オレンジ、メロン、マスタード
オオアワガエリ、 カモガヤ **イネ科**	メロン、スイカ、トマト、オレンジ、ジャガイモ、タマネギ、セロリ、キウイ、米、小麦
ブタクサ **キク科**	スイカ、メロン、バナナ
ヨモギ **キク科**	ニンジン、セロリ、キウイ、トマト、ピーナッツ、ヘーゼルナッツ、ジャガイモ、マスタード

る場合もあります。

シラカンバ（シラカバ）やハンノキの花粉も、花粉症の患者さんの10人に1人の割合で起こるといわれています。これらの花粉に反応するのが、バラ科のリンゴやモモ、サクランボです。

このように、花粉症になると、特定の食べ物に対してもアレルギー反応を起こすようになるので注意してください。

思い当たる場合、その食品を食べるのをさけましょう。

（浦長瀬昌宏）

Q113 野菜や果物にアレルギーがあると重い症状が起こる人もいますか?

花粉・食物アレルギー症候群(Q112参照)になると、特定の野菜や果物を食べたあと、次のような症状が起こります。

●口のまわりや舌、口の中のかゆみ、腫《は》れ、イガイガ感
●くしゃみ、鼻水、鼻づまり
●湿疹《しっしん》などの皮膚症状
●激しいセキなど、ぜんそくの症状
●吐き気や下痢《げり》

こうした症状が現れたときには、その食品を食べるのをやめ、アレルギーの専門医がいる耳鼻咽喉《いんこう》科を受診してください。問診や採血検査などでアレルゲン(抗原)を特定できます。治療は、抗アレルギー薬や抗ヒスタミン薬、ステロイド薬を使うのが一般的です。しかし、重症になると呼吸困難に陥る「アナフィラキシーショック」が起こるケースもあるので要注意です。

(浦長瀬昌宏)

Q 114 アレルギー性鼻炎・花粉症はセルフケアをすれば改善しますか?

アレルギー性鼻炎や花粉症は、セルフケアでかなり予防できます。正しいセルフケアをしっかり続けて、アレルゲン(抗原)が体に付着しなければ、症状が改善するケースも少なくありません。

セルフケアを行うさいの重要なポイントは、次の四つです。

●鼻の中に抗原を入れない

アレルギー性鼻炎は、ハウスダストや花粉などの抗原が鼻の中に入らなければ発症しません。ですから、抗原が鼻の中に入らないようにすることが、アレルギー性鼻炎の予防になります。

具体的には、室内の掃除や洗濯をこまめにしてハウスダストやダニを除去する、外出時には花粉が鼻や目に入らないようにマスクなどを着用する、室内に花粉を持ち込まないといった方法があります。

●抗原が鼻の中に入ったときは洗い流す

アレルゲンが鼻の中に入ったり、体に付着したりしたときには、アレルゲンをきちんと洗い流せば、鼻水や鼻づまりなどの症状はかなりらくになります。

アレルゲンを洗い流す具体的な方法としては、洗顔、のどや鼻のうがい（鼻うがいのやり方はＱ81参照）などがあります。

●心身の健康維持を心がける

栄養バランスが乱れた食生活が続いていたり、疲労がたまったり、強いストレスが続いたり、寝不足が習慣になっていたりすると免疫機能が低下し、アレルギー性鼻炎を起こすリスクが高まります。

栄養バランスが整った食事、適度な運動の習慣化、質のよい睡眠の確保、ストレス対策を心がけて心身を健康な状態に維持することは、アレルギー性鼻炎の予防にもつながります。

●鼻にとってよい環境を整える

鼻には、適度に温かく、湿度が高い状態がよい環境です。例えば、蒸気タイプのぬれマスク（Ｑ１０１参照）を着用したり、温かいぬれタオルを鼻に乗せて入浴したりする（Ｑ84参照）セルフケアを行えば、鼻づまりや鼻水など悩みの鼻の症状がだいぶらくになります。

（浦長瀬昌宏）

Q115 寝具のダニを除去する方法はありますか？

ダニの主な棲《す》み処《か》は、ほこりやダニの死骸《しがい》などのハウスダストです。ダニは、高温多湿の環境を好み、特に夏から秋の季節にかけて増えます。ダニの繁殖を防ぐには、室内の温度を20～25度C程度、湿度を50％程度に保つことが理想的です。

ダニの好物はフケなので、洗髪をこまめに行い、シーツや枕《まくら》カバー、布団カバーを清潔に保ちましょう。特に枕や枕カバーはフケがつきやすいので要注意です。最近では、ダニを寄せつけないタイプの寝具も市販されています。

ダニを殺そうと布団を日に干す人がいますが、布団を日光に当てたりたたいたりしてもダニは裏側に逃げてしまいます。水洗いをしてもダニはほとんど死にません。**ダニは60度Cの熱なら一瞬で死に、50度Cなら20～30分かかります。**ですから、家庭の**乾燥機やコインランドリーを使って、高温で乾燥させると有効です。**

ダニを殺しても、死骸やふんは残ります。高温で乾燥させたあとは、布団用の掃除機や専用のノズルなどを使って、ダニの死骸やふんを吸引しましょう。吸引する時間は、大人用の布団で片面1分、両面2分くらいが適当です。

（浦長瀬昌宏）

Q116 室内のどんなところにダニは潜んでいますか？

ダニは、寝具のほかにも、繁殖しやすい場所があります。こうした場所には、ダニの死骸《しがい》やふんもたまりがちです。次のような対策を心がけましょう。

●ソファ、クッション……布製のものは寝具に準じた洗濯をする（革・人工皮革製のソファは比較的ダニが付着しにくい）

●カーテン……寝具に準じた洗濯を定期的に行う

●カーペット、マット……ダニが繁殖しやすいので、なるべく敷かない。使う場合は、寝具に準じた洗濯と、こまめな掃除機がけを心がける

●畳、床……掃除機がけだけでなく、ふき掃除も行う

●押し入れの中……ほこりをためないように、こまめに掃除機がけとふき掃除をする

●ぬいぐるみ……寝具に準じた洗濯を定期的に行う

掃除機をかけるときには、木目や畳の目に入り込んだほこりを十分に吸い込めるように、１畳あたり30秒以上ゆっくりかけます。室内に物が多いと、ほこりがたまりやすいので、不要な物は処分して整理整頓《せいとん》を心がけてください。

（浦長瀬昌宏）

Q117 外出時にマスクやメガネをつけることは花粉防止対策として有効ですか？

私は、ボランティアの被験者の協力を得て、頭がすっぽり入るクリアボックスにあごから上の部分を入れてもらい、そこに3万個の花粉を散布し、目や鼻の粘膜に付着する花粉の量を調べる実験を行いました。その結果、マスクを装着しない場合に比べて、ふつうのマスクをつけたときの花粉の量は3分の1弱に、花粉症用のマスクをつけたときには6分の1まで減っていました。

メガネに関しては、メガネを装着しない場合に比べて、ふつうのメガネをかけたときに目の粘膜に付着した花粉の量は約6割に減り、花粉症用のメガネをかけたときには3分の1強に減っていました。

このように、**外出時に花粉症用のマスクやメガネを装着することは、花粉を寄せつけない対策として効果があります**。マスクは、不織布製の立体タイプで、鼻ワイヤー入りのものがおすすめです。花粉が多く飛散する時期には、マスクと顔の間に湿ったガーゼをはさんで使うと花粉がより捕集できます。

（大久保公裕）

Q118 マスクやメガネ以外で、外出時に気をつけたい花粉防止対策はありますか？

髪の毛や衣服には、外出すると花粉がたくさん付着し、目や鼻に入って症状を引き起こします。以下の点に注意しましょう。

●帽子、ヘアスタイル……外出時には帽子が必需品で、帽子はつばが広いものや、髪の毛をまとめて入れられるキャスケットタイプがおすすめ。ヘアスタイルは、髪が顔にかからないように、きちんと束ねる

●衣服の素材……ウール、化学繊維、シルク、綿の順に、花粉が付着しやすくなる。表面がツルツル・スベスベした素材のものは花粉が付着しにくいので、おすすめ

●スカーフ……花粉が首につくとかゆみや腫《は》れを起こしやすくなる。スカーフやハイネックのインナーなどで首すじをガードする

帰宅したら玄関の外で、衣服や帽子、バッグなどについた花粉を払い落とすことも大切です。新型コロナ対策にもなるので、室内に入ったら、すぐに手洗いとうがいをして、洗顔と洗髪もなるべく早めにしましょう。

（大久保公裕）

Q119 家庭でできる花粉防止対策を教えてください。

私は、室内に入った花粉がどうなるかという実験を行いました。その結果、次のことがわかりました。

- **花粉はいつまでも空気中に漂っていない**
- **花粉はわずかの空気を吸い込んですぐに床に落ちる**

空気中や床の花粉を吸い込むのを防ぐ掃除の基本は「空気中に漂う花粉は空気清浄機で除去する（あるいは加湿器を使って花粉を重くして床に落とす）」「床に落ちた花粉は、掃除機がけをしてぬれ雑巾《ぞうきん》でふく」ことです。

花粉は部屋の隅《すみ》や家具の上などにたまるので、部屋の四隅を掃除機で徹底的に掃除します。家具は掃除機がけのあと、ぬれ雑巾でふきます。空気清浄機は人の動きが多い場所に置き、就寝中はベッドや布団のそばに置くといいでしょう。

掃除をする時間帯は、花粉の飛散量が少ない午前中にすませるのが理想的です。

花粉の飛散量が多い日は窓や戸を閉め、換気をするときは花粉の飛散量が少ない午前中に窓を少し開けるようにしましょう。

（大久保公裕）

Q120 洗濯はどのようにすればよいですか？

洗濯をするときは、洗剤といっしょに柔軟剤を使うと静電気が起こりにくくなります。つまり、柔軟剤を使うと衣服に花粉がつきにくくなるのです。

また、花粉がたくさん飛散している時期に衣服を外に干すと、衣服に大量の花粉がつきます。衣服を取り込んだあと、室内に花粉が舞い散り、ひどい症状を起こす原因になります。

そこで花粉シーズンは、洗濯物を日当たりのよい室内の場所に干すことがおすすめです。寝具やマットなども、花粉が多い日は外干しを控えたほうが無難です。乾燥機があれば、これを利用して乾かすようにしましょう。

花粉の飛散量が少ない時期に洗濯物を外に干す場合は花粉の飛散量の少ない朝などにして、取り込むときには十分に花粉を払い落とすようにしてください。

なお、花粉の飛散量は、気象条件や時間帯によって大きく変わります。インターネットの花粉情報サイトを利用して、居住地のリアルタイムの花粉情報をチェックすることも大切です。

（大久保公裕）

Q121 鼻づまりに効くと評判の「タマネギ深呼吸」のやり方を教えてください。

用意するのはタマネギだけです。皮つきのまま薄切りにして、皿に盛るかポリ袋に入れて、枕《まくら》もとに置きます。そしてタマネギの断面に顔を近づけ、口を閉じ、鼻から思いきり息を吸い込み、吐き出すことをくり返してください。

タマネギには、涙を出させる「硫化アリル」という成分が含まれています。この成分は、強力な殺菌・抗菌効果があることに加え、新陳代謝を活発にする効果もあり、鼻づまりを改善してくれるのです。

また、タマネギの皮には「ケルセチン」という成分も含まれていて、アレルギー反応を引き起こすヒスタミンという物質の発生を抑制してくれます。ヨーロッパでは、ケルセチンは抗ヒスタミン薬として医薬品に認定されています。

なお、花粉症などアレルギー性鼻炎のセルフケアは、副鼻腔《びくう》炎のセルフケアと共通した部分がたくさんあります。Q81の鼻うがいなど、第7章のセルフケアも試してみるといいでしょう。

（大久保公裕）

第10章

アレルギー性鼻炎・花粉症の治療や手術についての疑問25

Q122 問診ではどんなことを聞かれますか？

耳鼻咽喉《いんこう》科を受診すると一般に、医師から最初は症状について聞かれます。

アレルギー性鼻炎の基本的な症状は、くしゃみ・鼻水・鼻づまりです。花粉症の場合、それに目や皮膚のかゆみなどが加わります。くしゃみ・鼻水・鼻づまりはカゼやインフルエンザ、副鼻腔《びくう》炎などの病気でも現れるので、医師は別の病気の可能性も探ります。アレルギー性鼻炎が疑われると、医師から次のようなことを尋ねられます。

●いつごろから、どの時期から起こったか？

症状が現れる時期（季節や時間帯）により、アレルギー性鼻炎のアレルゲン（抗原）がある程度わかります。例えば、春や秋など特定の時期なら花粉、1年を通してならハウスダストなどと推測します。

●どのような症状か？

くしゃみ・鼻水がひどいのか、鼻づまりがひどいのか、目の症状がつらいのかによって、処方される薬が変わります。

●どこで症状が起こりやすいか？

外出したときに起こりやすいのか、室内で起こりやすいのかによってアレルゲンが推測できます。住居環境や職場環境について聞かれることもあります。

●症状はどの程度か?

重症度により、薬の処方が変わります。

●既往歴・治療歴・家族歴は?

アレルギー性鼻炎と診断された場合、病気の既往歴や治療歴、市販薬の使用歴によっては特定の薬が使えなかったり、持病の薬が制限されたりする場合もあります。こうした履歴のほか、アレルギー体質の家族がいるかどうかも尋ねられます。

問診で聞かれるこれらの内容は、受診する前にまとめておくといいでしょう。思い出す手間が省け、医師の診断の判断材料にもなります。

(浦長瀬昌宏)

Q123 アレルギー性鼻炎では、どんな検査が行われますか?

アレルギー性鼻炎に関しては、次のような検査があります。

●鼻の中の観察

鼻鏡という器械で鼻の穴を広げたり、内視鏡を鼻の中に入れたりして、鼻の粘膜を観察します。健康な人の鼻粘膜はピンク色ですが、アレルギーのある人は赤くなったり、白くなっていたりします。また、炎症により鼻粘膜が腫《は》れていたりします。

●鼻汁《びじゅう》好酸球検査

鼻汁でアレルギー性鼻炎かどうかを調べる検査です。鼻汁を顕微鏡で観察し、アレルギーと深いかかわりのある好酸球の量を調べます。好酸球は白血球の一種で、アレルギー性鼻炎では鼻汁に多くの好酸球が含まれます。ただし、好酸球増多性鼻炎など、ほかのタイプの病気との鑑別も必要になります。

●抗原を調べる検査

採取した血液と疑わしいアレルゲン（抗原）を反応させ、そのアレルゲンに対する特異的ＩｇＥ抗体が増えているかどうかを調べる「ＲＡＳＴ法」、アレルゲンを皮膚に置いたり皮下に注射したりして調べる「皮膚反応検査」、アレルゲンをしみ込ませたろ紙を鼻に入れて調べる「鼻粘膜誘発検査」の３種類があります。これらの検査を行うと、アレルゲンがわかります。

●画像検査

アレルギー性鼻炎の診断には画像検査は必要ありませんが、副鼻腔《びくう》炎や鼻中隔弯《わん》曲症など他の鼻の病気の有無を調べるために、エックス線検査やCTといった画像検査が行われます。アレルギー性鼻炎患者のCTでは、鼻腔の粘膜が腫れて、鼻腔（鼻の穴の内側）が狭くなります。問診とこれらの検査を総合して、アレルギー性鼻炎の診断や病型、重症度を確定します。

（浦長瀬昌宏）

Q124 アレルギー性鼻炎と診断されると、どんな治療が行われますか？

アレルギー性鼻炎の治療法を大きく分けると、次の4種類があります。

●薬物療法

内服薬、点鼻薬、貼《は》り薬、注射薬があります。薬の種類は多岐にわたり、作用や副作用、効果が現れるまでの期間などに特徴があります。

花粉症の場合、症状は花粉の飛散量によって変わるので、季節が同じでも症状の現れ方は違います。医師は、患者さんの症状や重症度、生活スタイルなどに応じて薬を使い分けます。薬を使用しつづけてもアレルギー体質を改善することはできませんが、使用している間は症状を抑える効果があります。

●アレルゲン免疫療法

アレルギーを引き起こすアレルゲン（抗原）を体の中に入れ、体に順応させていく治療法です。従来から、ハウスダストや花粉などのエキスを皮膚に注射する「皮下免疫療法」（Q145参照）が行われてきました。

さらに最近では、スギ花粉やダニのエキスを飲み込み、体に慣らしていく「舌下《ぜっか》免疫療法」（Q146参照）も行われています。ただし、この治療法は投与できるアレルゲンが限られているため、いろいろな種類のアレルゲンを持っている人には不向きです。また、治療は長期にわたるため、地道に続ける根気も必要になります。

●外科的治療（手術）

薬の効果が不十分であったり、薬の副作用があったりする場合に検討されます。鼻の粘膜を焼灼《しょうしゃく》したり、鼻腔《びくう》の神経を切断したりする方法などがあります。手術でアレルギー体質を改善することはできませんが、鼻症状を抑える高い効果があります。

●抗原除去と回避

アレルギー性鼻炎は、ハウスダストや花粉などのアレルゲンが鼻の中に入ることで発症します。そのため日常生活では、なるべくそのアレルゲンに接触しないなどのセルフケアも必要です。

（浦長瀬昌宏）

Q125 通年性のアレルギー性鼻炎ではどんな薬が使われますか?

治療の指針となる「鼻アレルギー診療ガイドライン」では、重症度と病型の組み合わせで治療薬を選択するように推奨しています。

通年性のアレルギー性鼻炎の重症度は軽症、中等症、重症・最重症に、病型はくしゃみ・鼻漏《びろう》（鼻水）型、鼻閉型、充全型（鼻水と鼻づまりの両方が同程度現れるタイプ）に分けられ、医師は患者さんの状態に応じて治療薬を選びます。

一般的に、軽症の段階では、副作用が現れにくい薬から使いはじめます。病型にかかわらず、第二世代抗ヒスタミン薬、遊離抑制薬、Th2サイトカイン阻害薬、鼻噴霧用ステロイド薬の中から選択します。くしゃみ・鼻漏型では第二世代抗ヒスタミン薬、遊離抑制薬、鼻噴霧用ステロイド薬の中から選択し、鼻閉型では、鼻づまりに効果が現れやすい抗ロイコトリエン（LTs）薬を中心に処方します。

重症になればなるほど、1種類の薬では効果が出にくいので、必要に応じていくつかの薬を追加したり、いくつかの薬を組み合わせたりします。

（浦長瀬昌宏）

通年性アレルギー性鼻炎の治療

<table>
<tr><th>重症度</th><th>軽症</th><th colspan="2">中等症</th><th colspan="2">重症・最重症</th></tr>
<tr><td>病型</td><td></td><td>くしゃみ・鼻漏型</td><td>鼻閉型または鼻閉を主とする充全型</td><td>くしゃみ・鼻漏型</td><td>鼻閉型または鼻閉を主とする充全型</td></tr>
<tr><td rowspan="4">治療</td><td>①第2世代抗ヒスタミン薬
②遊離抑制薬
③Th2サイトカイン阻害薬
④鼻噴霧用ステロイド薬</td><td>①第2世代抗ヒスタミン薬
②遊離抑制薬
③鼻噴霧用ステロイド薬

※必要に応じて①または②に③を併用</td><td>①抗LTs薬
②抗PGD_2・TXA_2薬
③Th2サイトカイン阻害薬
④第2世代抗ヒスタミン薬・血管収縮薬配合剤
⑤鼻噴霧用ステロイド薬

※必要に応じて①、②、③に⑤を併用</td><td>鼻噴霧用ステロイド薬
＋
第2世代抗ヒスタミン薬</td><td>鼻噴霧用ステロイド薬
＋
抗LTs薬
または
抗PGD_2・TXA_2薬
もしくは
第2世代抗ヒスタミン薬・血管収縮薬配合剤

※オプションとして点眼用血管収縮薬を1〜2週間に限って用いる</td></tr>
<tr><td colspan="3"></td><td colspan="2">鼻閉型で鼻腔形態異常を伴う症例、保存療法に抵抗する症例では手術</td></tr>
<tr><td colspan="5">アレルゲン免疫療法</td></tr>
<tr><td colspan="5">抗原除去・回避</td></tr>
</table>

遊離抑制薬：ケミカルメディエーター遊離抑制薬
抗LTs薬：抗ロイコトリエン薬
抗PGD_2・TXA_2薬：抗プロスタグランジンD_2・トロンボキサンA_2薬

『鼻アレルギー診療ガイドライン2020年版』より

Q126 花粉症の治療ではどんな薬が使われますか？

「鼻アレルギー診療ガイドライン」では、花粉症の治療について重症度（初期療法、軽症、中等症、重症・最重症）と病型（くしゃみ・鼻漏《びろう》型、鼻閉型、充全型）の組み合わせで治療薬を選択するように推奨しています。

花粉症の症状は、アレルギー体質の違いにより、現れ方・重症度・発現時期は異なります。また、薬の効き目も個人差があります。

そのため、前記の診療ガイドラインはあくまでも一つの選択基準であり、**絶対的な治療基準ではありません。実際、医師は個々の患者さんに合わせ、オーダーメイドで薬を処方します。**

スギ花粉症の場合、アレルゲン免疫療法も選ぶことができます。スギ花粉症には、標準化されたスギ花粉エキスがあり、保険診療で治療を受けることができます。

花粉症では、アレルギー性結膜炎やアレルギー性皮膚炎などその他のアレルギー性疾患《しっかん》を合併することが多いため、疾患に合わせて治療薬が処方されます（くわしくは180ジペーの表参照）。

（浦長瀬昌宏）

花粉症の治療

重症度	初期療法	軽症	中等症		重症・最重症	
病型			くしゃみ・鼻漏型	鼻閉型または鼻閉を主とする充全型	くしゃみ・鼻漏型	鼻閉型または鼻閉を主とする充全型
治療	①第2世代抗ヒスタミン薬 ②遊離抑制薬 ③抗LTs薬 ④抗PGD_2・TXA_2薬 ⑤Th2サイトカイン阻害薬 ⑥鼻噴霧用ステロイド薬	①第2世代抗ヒスタミン薬 ②遊離抑制薬 ③抗LTｓ薬 ④抗PGD_2・TXA_2薬 ⑤Th2サイトカイン阻害薬 ⑥鼻噴霧用ステロイド薬 ※①～⑥のいずれか一つ。①～⑤のいずれかに加え、⑥を追加	第2世代抗ヒスタミン薬 ＋ 鼻噴霧用ステロイド薬	抗LTｓ薬または抗PGD_2・TXA_2薬 ＋ 鼻噴霧用ステロイド薬 ＋ 第2世代抗ヒスタミン薬 もしくは 第2世代抗ヒスタミン薬・血管収縮薬配合剤 ＋ 鼻噴霧用ステロイド薬	鼻噴霧用ステロイド薬 ＋ 第2世代抗ヒスタミン薬	鼻噴霧用ステロイド薬 ＋ 抗LTｓ薬または抗PGD_2・TXA_2薬 ＋ 第2世代抗ヒスタミン薬もしくは鼻噴霧用ステロイド薬 もしくは 鼻噴霧用ステロイド薬 ＋ 第2世代抗ヒスタミン薬・血管収縮薬配合剤 ※オプションとして点鼻用血管収縮薬を2週間程度、経口ステロイド薬を1週間程度用いる
					抗IgE抗体	
		点眼用抗ヒスタミン薬または遊離抑制薬			点眼用抗ヒスタミン薬、遊離抑制薬またはステロイド薬	
					鼻閉型で鼻腔形態異常を伴う症例では手術	
	アレルゲン免疫療法					
	抗原除去・回避					

遊離抑制薬：ケミカルメディエーター遊離抑制薬。抗LTｓ薬：抗ロイコトリエン薬
抗PGD_2・TXA_2薬：抗プロスタグランジンD_2・トロンボキサンA_2薬

『鼻アレルギー診療ガイドライン2020年版』より

Q127 薬物療法で心得ておくべきことはありますか？

アレルギー性鼻炎の薬物療法を受けるにあたって、次のような注意点があります。

●効果が出るまでに時間がかかる薬もあるので自分の判断で服用をやめない

抗ヒスタミン薬は速効性がありますが、長く服用したほうが効果は高まります。また、ステロイド点鼻薬や抗ロイコトリエン薬は1週間ほど続けて本領を発揮する薬です。効果が現れなくてもアレルギー反応が起きなければ最低1週間は続けましょう。

●自らのアレルゲン（抗原）を調べておく

アレルゲンが何かわかっていれば、薬を服用する時期がわかります。事前に採血検査を受けるなどして自分のアレルゲンを調べておきましょう。

●薬の副作用をあらかじめ知っておく

抗ヒスタミン薬によっては眠気の副作用が起こるので、車を運転していたり、副作用を起こした薬があったりする人は、医師に伝えましょう。また、薬の効果には個人差があり、抗ヒスタミン薬の副作用が起こる人もいれば起こらない人もいます。薬は予想と実際の効果が異なる場合があることも心得ておきましょう。

（浦長瀬昌宏）

Q128 花粉症の「初期療法」とはなんですか？

毎年、花粉症による目や鼻の激しい症状に悩む患者さんには「初期療法」がすすめられています。これは、花粉が飛散する前から花粉症の治療を開始する方法です。

花粉症の症状は花粉を吸い込んでいるうちにどんどん悪化し、いくら優れた薬を使っても、症状が治まるまでには時間がかかります。とはいえ、スギ花粉などは地域によって飛散開始時期がおおよそ推測できるようになってきました。**その飛散前に薬を飲んでいれば鼻の粘膜の炎症の進行が抑えられ、症状が現れにくくなったり、軽くなったりします。結果的に、薬の量や使用回数を減らすことも期待**できます。

初期療法の基準は、180ページの表に示した「鼻アレルギー診療ガイドライン」のとおりです。くしゃみや鼻水が主症状の患者さんと、鼻づまりが主症状の患者さんとで薬を使い分けます。また、初期療法の原則は「花粉が飛散しはじめる1週間前から」「患者さんに合った抗アレルギー薬1種を」「症状が現れたときには、その症状に合わせて別の薬を加える」ことです。**初期療法は、花粉症の「予防的な治療法」というよりも「早期に介入する治療法」**と考えてください。

（浦長瀬昌宏）

Q129 抗ヒスタミン薬とはどんな薬ですか？

鼻の中にアレルゲン（抗原）が入り、粘膜内のマスト細胞（肥満細胞）に取りつくと、生理活性物質のヒスタミンが放出されます。すると鼻の粘膜が腫《は》れ、知覚神経を刺激してくしゃみや鼻水などの症状が現れます。

ヒスタミンの作用は、細胞の表面にあるＨＩ受容体と結合することによって発生します。**「抗ヒスタミン薬」は、このＨＩ受容体をブロックして、ヒスタミンの作用を抑えてくれる働きがあるのです。**

しかし、ヒスタミンの作用はマイナス面だけではありません。脳に働きかけて、覚《かく》醒《せい》、学習能力の向上、活動量の増加といった作用を発揮してくれます。

そのため抗ヒスタミン薬を服用すると、これらの作用が妨害され、副作用として眠くなったり、仕事や学習の効率が下がりやすくなったりします。また、抗ヒスタミン薬は、アセチルコリンという副交感神経（体をリラックスさせる自律神経）を優位にする神経伝達物質の働きを妨げ、眠気や口の渇き、便秘などの副作用を起こすことがあります。緑内障や前立腺《せん》肥大、気管支ぜんそくを悪化させるリスクも高まります。

第一世代の抗ヒスタミン薬（以下、第一世代と略す）には、このような欠点がありました。

そこで、こうした第一世代の欠点を軽減できるように開発されたのが、第二世代の抗ヒスタミン薬（以下、第二世代と略す）です。

第二世代の特徴は、薬が脳に移行しにくく、アセチルコリンの作用をブロックしにくいことです。そのため、眠気や口の渇きなどの副作用が起こりにくく、緑内障や気管支ぜんそくの人にも使用できます。

第二世代は第一世代よりも薬の作用が持続する時間が長く、1日1回の服用ですむ薬も登場しています。とはいえ、第一世代よりも速効性は劣り、効果が出るまで時間がかかります。

さらに、第一世代であまり期待できなかった鼻づまりを抑える効果も、第二世代では期待でき、目のかゆみやのどの違和感を抑える作用もあります。また、第二世代には、マスト細胞の細胞膜を強化してヒスタミンの放出を防ぐ効果があります。そのため、アレルギー症状が現れる前に服用すると予防的な効果も期待できます。

第二世代の薬は種類が非常に多く、特徴も違うため、患者さんの状態や生活スタイルに合わせて処方されます。

（浦長瀬昌宏）

Q130 新しい第二世代の抗ヒスタミン薬にはどんな薬がありますか?

第二世代の抗ヒスタミン薬に対して医師が一般的に考える特徴は次のとおりです。

●アレグラ®、クラリチン®……眠気などの副作用はほとんどなく、車の運転などを行う患者さんにすすめられる薬。ただし、薬の効果には個人差がある

●アレジオン®、エバステル®、タリオン®……副作用の現れ方は中程度。薬の効果と副作用のバランスを考慮したいときに処方される薬

●アレロック®、ザイザル®、ジルテック®……薬の効果は優れているが、眠気などの副作用を起こしやすいので、車の運転などは制限される

さらにビラノア®、デザレックス®、ルパフィン®、アレサガ®テープという新薬が登場しました。ビラノア®は眠気などの副作用が少ないのが特徴、デザレックス®はパイロットでも飲めるというのが売りで副作用が少ないのが特徴、ルパフィン®は抗ヒスタミン作用と抗PAF（血小板活性化因子）作用を併せ持つ高い効果が特徴です。アレサガ®テープは、第二世代唯一の貼《は》り薬です。

（浦長瀬昌宏）

Q131 抗ロイコトリエン薬とはどんな薬ですか？

ロイコトリエンは、血管を拡張して鼻の粘膜を腫《は》れさせ、鼻づまりを引き起こす生理活性物質です。ヒスタミン（Q129参照）は花粉などが鼻に入った直後にくしゃみや鼻水の症状を引き起こしますが、ロイコトリエンの場合は少し時間をおいてから鼻づまりの症状を引き起こします。

このロイコトリエンによる**鼻づまりの作用を抑えてくれるのが「抗ロイコトリエン（LTs）薬」**です。ロイコトリエンが鼻の粘膜や気管支にある受容体に結合するのを防ぐことで、鼻の粘膜のむくみや腫れを抑制します。効果が出てくるまで約1週間程度かかりますが、きちんと続けて服用すれば、鼻づまりの症状が改善します。なお、くしゃみや鼻水に対しても、ある程度の効果が期待できます。

軽い副作用として下痢《げり》や腹痛、吐き気などがあり、重大な副作用として肝機能障害が報告されています。主な抗ロイコトリエン薬には、プランルカスト（オノン®）とモンテルカスト（キプレス®、シングレラ®）があり、前者は1日2回、後者は1日1回服用します。抗ロイコトリエン薬の市販薬はありません。

（浦長瀬昌宏）

Q132 鼻噴霧用ステロイド薬とはどんな薬ですか？

アレルギー性鼻炎で鼻の粘膜に好酸球などの炎症細胞が取りつくと、ひどい炎症が起こります。この炎症細胞の作用を抑えてくれるのがステロイド薬で、「鼻噴霧用ステロイド薬」はスプレーで鼻の中に薬を入れるタイプのステロイド薬です。

医療機関で処方される鼻噴霧用ステロイド薬は、ステロイド含有量が少なく、体内に入りにくい構造をしているため、全身への影響はほぼありません。

鼻噴霧用ステロイド薬は、鼻づまりだけでなく、くしゃみや鼻水に対しても効果があります。点鼻薬といえば噴霧するとすぐ効くというイメージを持ちがちですが、このステロイド薬は即効性があまり期待できません。しっかりと効果が現れるまでには1週間程度かかるので、効果が現れるまで継続して使用してください。

種類は、ベクロメタゾンプロピオン酸エステル（リノコート®）、フルチカゾンプロピオン酸エステル（フルナーゼ®）、モメタゾンフランカルボン酸エステル水和物（ナゾネックス®）、フルチカゾンフランカルボン酸エステル（アラミスト®）、デキサメタゾンシペシル酸エステル（エリザス®）などがあります。

（浦長瀬昌宏）

Q133 市販の点鼻薬を使うときの注意点はありますか？

「市販の鼻噴霧用ステロイド薬」（市販の点鼻薬）には血管収縮薬が入っています。これを使いつづけると、鼻づまりがさらに悪化する危険性があるので要注意です。

鼻の粘膜には血管がたくさんあるので、血管収縮薬が鼻の中に入るとすぐに鼻が通るようになります。

しかし、即効性はあっても、効果は長く続きません。続けて使っていると使うのがクセになり、1日に何度も噴霧する人もいます。すると、徐々に効果が現れにくくなり、それでも使いつづけているうちに、鼻の粘膜が赤黒く腫《は》れてしまい、かえって鼻づまりがひどくなってしまうのです。こうした状態を「薬剤性鼻炎」といいます。

医師は、薬剤性鼻炎を防ぐために血管収縮薬を含む薬の処方を控えることが多く、処方した場合も量を少なくします。市販の点鼻薬を使う場合には、成分表示にフェニレフリン、ナファゾリン、オキシメタゾリン、テトラヒドロゾリン、トラマゾリンなどの血管収縮薬が含まれていないかどうか、よく確認してください。

（浦長瀬昌宏）

Q134 市販の点鼻薬以外にも血管収縮薬は使われていますか？

血管収縮薬は、内服薬にも用いられています。

血管収縮薬を服用すると、交感神経のα《アルファ》1受容体が刺激されて血管が収縮するため、鼻の粘膜も収縮して、鼻づまりが改善に向かいます。しかし、使用回数が増えるにつれて効果は現れにくくなります。**血管収縮薬は長期間使いつづけるのは禁物で、できれば2週間くらいをめどに使用を中止することがすすめられています。**

医療機関で処方される血管収縮薬を含む薬剤にディレグラ®があります。ディレグラ®は抗ヒスタミン薬のアレグラ®に血管収縮薬を配合した合剤で、即効性があり、鼻づまりに対する効果も高い薬です。この薬には血管収縮薬が含まれるので長期服用はおすすめできず、高血圧や心臓病、緑内障、前立腺《せん》肥大などがある人は使えません。

また、血管収縮薬は市販薬に多く使われています。カゼ薬にも多く使われているので、カゼ薬とアレルギー性鼻炎の薬をいっしょに飲むときには注意が必要です。市販薬を購入するさいは、薬局の薬剤師に確認するといいでしょう。

（浦長瀬昌宏）

Q135 ステロイドの内服薬とはどんな薬ですか？

ステロイドには炎症を抑える作用があり、アレルギー性の炎症にも効果があります。そのため「ステロイドの内服薬」を飲むと、すぐに鼻の症状は改善します。

しかし、医師はかなりひどいアレルギー性鼻炎でない限り、ステロイドの内服薬をあまり処方しません。これは症状を抑えるための最後の手段の薬で、たとえ処方した場合でも2週間程度にします。**ステロイド薬を長期にわたって服用すると、胃潰瘍《かいよう》などの副作用や体内のステロイドホルモンの分泌《ぶんぴつ》に悪影響を及ぼすため**です。

代表的なステロイドの内服薬にプレドニン®やリンデロン®があります。また、**セレスタミン®**は耳鼻咽喉《いんこう》科でよく処方される薬で、ステロイド薬と第一世代の抗ヒスタミン薬の合剤です。鼻症状を抑える効果は強いのですが、ステロイドの副作用に加え、第一世代の抗ヒスタミン薬の副作用（Q129参照）も考慮しなくてはなりません。そのため、セレスタミン®は頓服《とんぷく》で内服することをおすすめします。

なお、かつてはステロイド薬を筋肉注射することもありましたが、根本的な治療ではなく、副作用の危険もあるため、現在は行われていません。

（浦長瀬昌宏）

Q136 その他のアレルギー性鼻炎の薬にはどんなものがありますか?

アレルギー性鼻炎の治療には、ここまで説明した薬のほかにも、さまざまな薬が用いられます。

「遊離抑制薬」は、マスト細胞(肥満細胞)からヒスタミンなどの生理活性物質が放出されるのを防ぐ薬です。クロモグリク酸ナトリウム(インタール®)、トラニラスト(リザベン®)、ペミロラストカリウム(アレギサール®、ペミラストン®)などがあります。共通する特徴は副作用が少ないことで、眠気は起こりません。

服用を長く継続する必要があり、効果が現れるまでにはかなりの時間がかかります。ただし、くしゃみや鼻水だけでなく、鼻づまりにもそれなりの効果が期待できます。効果の程度は高くなく、比較的軽症の人に向いています。

「抗PGD2・TXA2薬」(プロスタグランジンD2・トロンボキサンA2受容体拮抗《きっこう》薬)と**「Th2サイトカイン阻害薬」**は、どちらもくしゃみ、鼻水、鼻づまりの症状すべてに効果があるとされています。これらの薬は、抗ヒスタミン薬に比べると鼻づまりに対する効果が高く、抗ロイコトリエン薬に似ています。

抗ロイコトリエン薬と同様、抗ヒスタミン薬などを使用しても効果が得られなかったときなどに処方されます。即効性はあまりなく、効果が出現するまでには1週間以上かかります。続けて服用していく薬なので、1カ月くらいで症状が治まる花粉症よりも、通年性のアレルギー性鼻炎の患者さんに適しています。

抗PGD2・TXA2薬は、ラマトロバン（バイナス®）のみで、市販薬はありません。肝機能障害や、血液を固まりにくくさせる副作用があります。

Th2サイトカイン阻害薬は、ヘルパーT細胞というリンパ球に働きかけて、抗体が作られるのを抑制する薬で、種類はスプラタストトシル酸塩（アイピーディ®）のみで、市販薬はありません。副作用としては、胃腸障害、肝機能障害、腎《じん》障害などが報告されています。

ゾレア®という注射薬もあります。この薬は、IgE抗体にくっついて、IgE抗体が肥満細胞などに結合しないようにすることで、アレルギー反応を起こりにくくします。この薬は、季節性アレルギー性鼻炎の重症患者限定で用いられ、2週間に1回または4週間に1回、皮下《ひ》に注射します。高価な薬ではありますが、症状が重い人には、重要な選択肢の一つです。

（浦長瀬昌宏）

Q137 アレルギー性鼻炎に効く「漢方薬」はありますか？

アレルギー性鼻炎に処方される代表的な漢方薬に「小青竜湯《しょうせいりゅうとう》」があります。この漢方薬には、アレルギー性鼻炎の症状を抑えるとされる生薬が8種類含まれています。

8種類の生薬は、エフェドリンが含まれている「麻黄《まおう》」、発汗作用のある「桂皮《けいひ》」、痛みを和らげる「芍薬《しゃくやく》」、セキやアレルギー症状を抑える「半夏《はんげ》」「五味子《ごみし》」「細辛《さいしん》」、そのほか「乾姜《かんきょう》」「甘草《かんぞう》」です。

ただし、麻黄に含まれているエフェドリンは血管収縮薬の成分で、長期に服用すると消化器系や循環器系に障害が起こる場合があります。また、甘草を大量に摂取すると、むくみや血圧の上昇などの副作用が起こることが報告されています。このようなことから、小青竜湯を長期間服用するのはおすすめできません。

複数の漢方薬を服用している人も注意が必要です。漢方薬の中には、名前が違っていても、中身の生薬が重複していることが多く、同じ成分をとりすぎると副作用が起こりやすくなります。必ず、漢方薬にくわしい医師に処方してもらうようにしてください。

（浦長瀬昌宏）

Q138 花粉症の目の症状にはどんな薬が使われますか？

花粉症になると、目がかゆい、まぶしい、涙が出る、充血するといった症状が現れます。こうした目の症状には、遊離抑制薬や抗ヒスタミン薬が入った点眼薬が処方されます。効果が得られない場合は、ステロイド点眼薬を使うこともあります。

点眼薬には市販品もありますが、しっかりと診てもらうには眼科を受診することをおすすめします。原因が花粉症ではないことも考えられるからです。

（浦長瀬昌宏）

Q139 市販薬を使うときの注意点を教えてください。

以前は医療機関でしか処方されなかった薬が、一般の薬局で購入できるようになっています。この薬を「スイッチOTC（over the counter）」といい、アレルギー性鼻炎の薬にもスイッチＯＴＣが出回っています。例えば、アレジオ®やアレジオン®などの第二世代の抗ヒスタミン薬の市販薬もあります。アレルギー性鼻炎用の市販薬では、これらの薬の服用をおすすめします。

（浦長瀬昌宏）

Q140 手術にはどんなものがありますか？ どんな場合に受けるべきですか？

アレルギー性鼻炎の手術はいくつもありますが、次の3種類に大別されます。

●下鼻甲介《かびこうかい》の粘膜を変性させる手術……下鼻甲介の粘膜の性質を変えることで粘膜を腫《は》れにくくし、鼻水を抑える。レーザー手術（Q141参照）が主流

●下鼻甲介の内側を操作する手術……下鼻甲介の内側にある骨を除去したり、下鼻甲介の神経を切断したりすることでアレルギー性鼻炎の症状を改善させる。内視鏡を用いた手術が主流になっている（Q142参照）

●鼻腔《びくう》のほぼすべての神経を切断する手術……内視鏡を用いて鼻汁《びじゅう》の分泌《ぶんぴつ》をつかさどる神経の主幹を鼻の奥で切断することで鼻水の分泌を抑える（Q143参照）

手術が検討されるのは、薬を使っても症状が改善しない場合、薬を長期間使用することを希望しない場合、副作用が現れる、将来妊娠することがあるなど、薬が使用できない場合です。鼻中隔が弯《わん》曲しているなど鼻の構造に異常がある場合や慢性副鼻腔炎が続く場合には、併せてそれらを改善させる手術を行います。

（浦長瀬昌宏）

Q 141 「レーザー手術」はどのように行われますか？

「レーザー手術」は、アレルギー反応が起こっている下鼻甲介《かびこう》の粘膜をレーザーで焼《しょう》灼《しゃく》します。これによって腫《は》れている粘膜を変性させ、鼻の中の隙間《すきま》を広くして鼻づまりを改善させます。

レーザー手術は外来で受けることができ、痛みがあまりなく、出血もほとんどありません。特に、鼻づまりに対する効果はとても高く、くしゃみや鼻水への効果もあります。

レーザーの種類はたくさんありますが、その中でも主流なのが「炭酸ガスレーザー」です。麻酔液を浸したガーゼを鼻の中に入れて局所麻酔をし、鼻の粘膜の表面をバーナーで炙《あぶ》るように炭酸ガスレーザーで焼灼します。レーザーで焼く時間は片側5分程度と短く、入院する必要はありません。焼灼の回数は医療機関などによって異なり、1回だけの場合と複数回の場合があります。

手術後しばらくは鼻がつまり、鼻水もある程度出ます。また、手術後2週間～1カ月でかさぶたができ、一時的に鼻づまりがひどくなったような違和感があります。しかし、そうした症状が治まったあと、鼻の通りがよくなります。

レーザー手術を行ったあと、粘膜が再生してくると、症状が再発することがあります。効果が1、2年しか続かないことも多いため、手術をくり返して行う場合もあります。

レーザー手術の方法

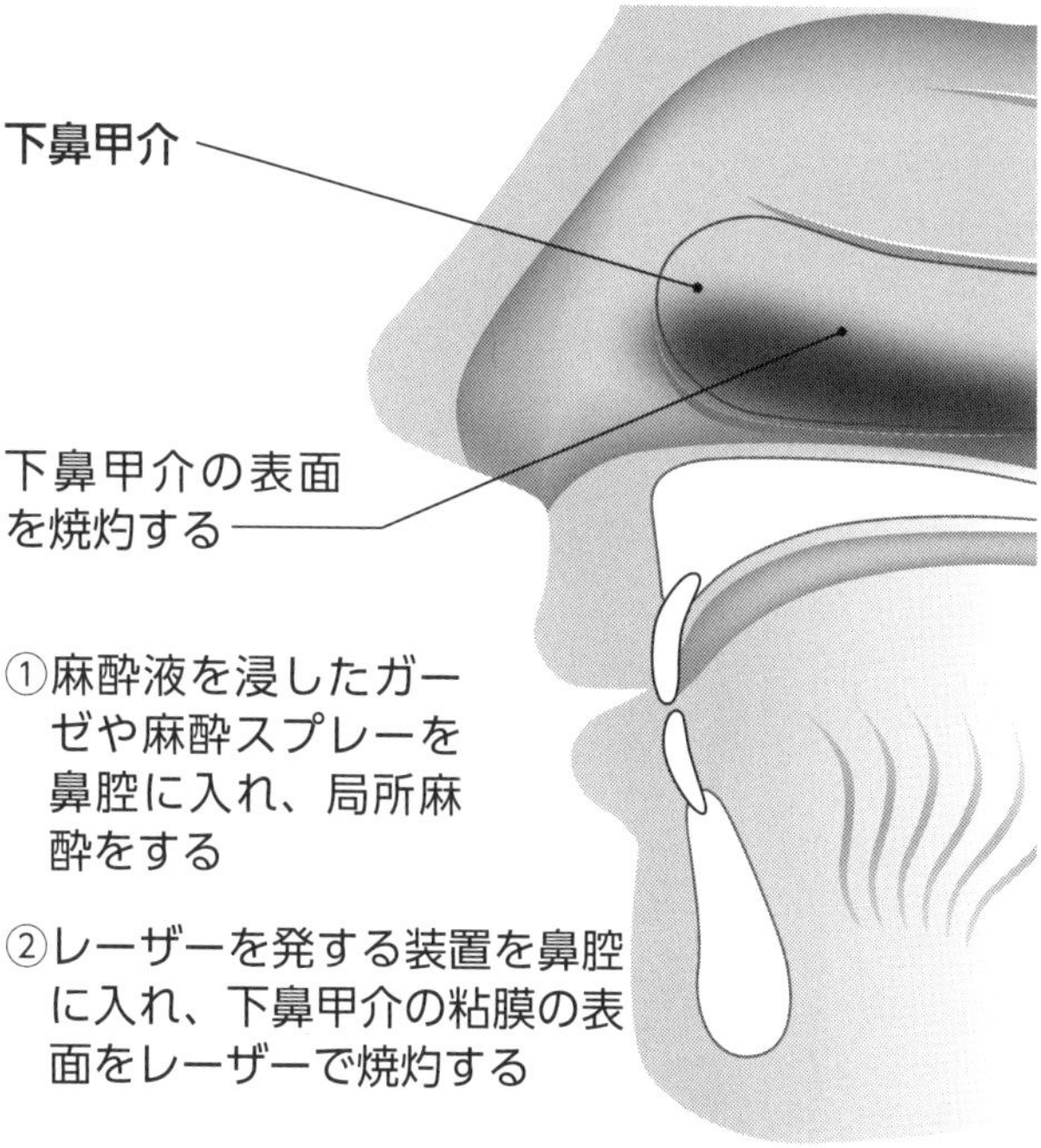
下鼻甲介
下鼻甲介の表面を焼灼する
①麻酔液を浸したガーゼや麻酔スプレーを鼻腔に入れ、局所麻酔をする
②レーザーを発する装置を鼻腔に入れ、下鼻甲介の粘膜の表面をレーザーで焼灼する

鼻中隔が曲がっていると、レーザー手術によって鼻中隔と下鼻甲介の粘膜が癒着《ゆちゃく》してしまうことがあります。そうなった場合、鼻がほとんど通らなくなってしまいます。

ですから、**鼻中隔の弯《わん》曲がある患者さんには、レーザー手術はおすすめできません。**

（浦長瀬昌宏）

Q142 「下鼻甲介手術」はどのように行われますか？

「下鼻甲介手術《かびこうかい》」は種類が多く、医療機関によって術式は細かく異なります。基本的には空気の通り道にある「下鼻甲介」を小さくして鼻の通りを改善させることや、下鼻甲介の内側にある神経を処理して鼻水の分泌《ぶんぴつ》を抑えることを目的としています。

中でも「粘膜下下鼻甲介骨切除術」は、下鼻甲介の中にある骨を取り除いて下鼻甲介を小さくし、鼻の通りを改善させるものです。骨だけを取り除いて下鼻甲介を小さくするだけなので、鼻づまりには有効ですが、鼻水を減らす効果はありません。

そこで最近は、鼻汁《びじゅう》の分泌にかかわる**「下鼻甲介内部の後鼻神経」を内視鏡で確認して切断するようになりました**。この**「選択的後鼻神経切断術」**では下鼻甲介の骨を切除したあと、神経血管束（後鼻神経と血管の束）を切除します。切除する範囲は狭く、手術後の痛みはほとんどありません。手術後1週間程度は鼻がつまり、血液の混じった鼻水が出ることもあり、手術後1カ月程度までかさぶたがつき、鼻に違和感が生じることがあります。そうした症状が治まったあと、鼻の通りと鼻汁が改善します。

この手術は多くの場合、鼻の中から局所麻酔で行われます。**この手術により下鼻甲**

選択的後鼻神経切断術

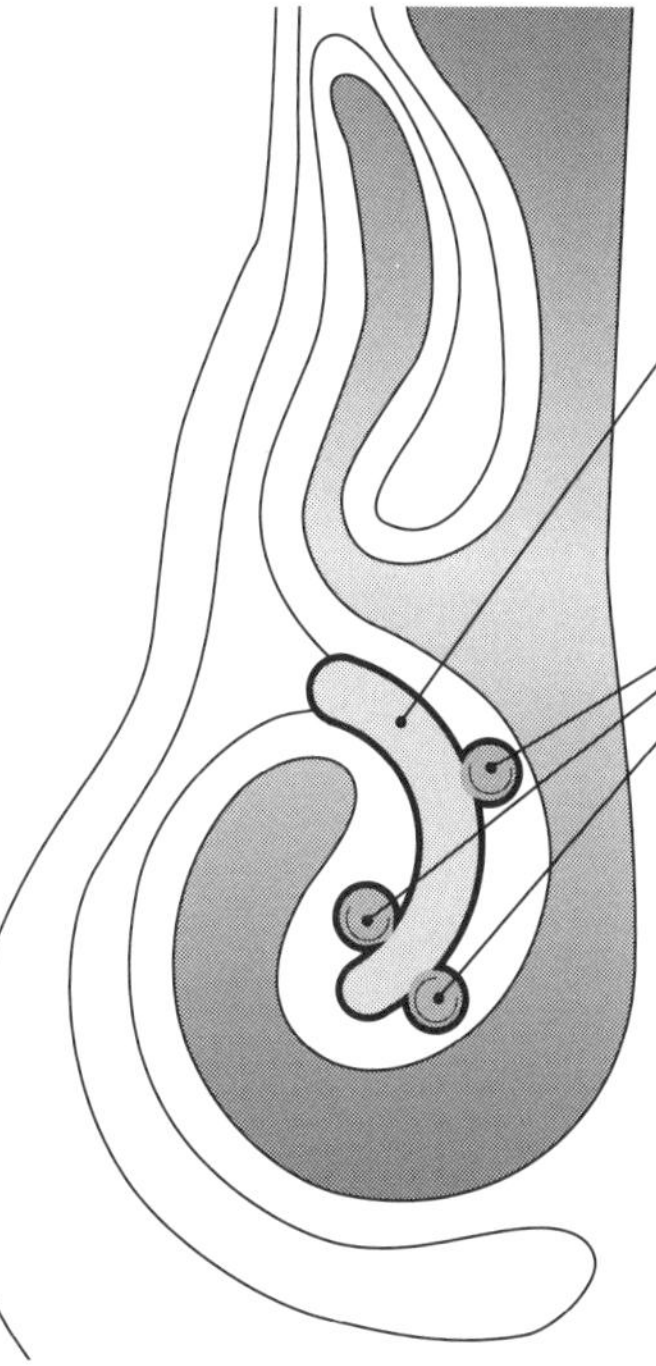
※右鼻腔の断面
下鼻甲介の骨
神経血管束
神経と血管はともに粘膜の下を通っている
下鼻甲介の骨を取り除いたあと、下鼻甲介の神経や血管を確認して切除する。下鼻甲介以外の鼻腔の神経や血管は温存できるので、鼻の温度や湿度を調整する機能を維持できる。

介が腫《は》れにくくなるので鼻づまりが改善し、神経を切断する場合は鼻水の量もかなり減ります。

下鼻甲介手術は、医療機関によって積極的に行っている施設とそうでない施設では、技術がかなり異なります。積極的にこの手術を行っている医療機関はホームページに詳細を記載していることが多いので、事前に内容をホームページで確認するか、希望の医療機関に問い合わせをしてください。

（浦長瀬昌宏）

Q143 「後鼻神経切除術」はどのように行われますか？

「後鼻神経切除術」は、内視鏡を使って、鼻汁《びじゅう》の分泌《ぶんぴつ》をつかさどる神経の主幹を鼻の奥で切断することで鼻水の分泌を抑える手術です。

かつては、このような手術を行うと涙の分泌障害などの合併症が起こることがありました。しかし現在は内視鏡が格段に発達したので、蝶口蓋孔《ちょうこうがいこう》という安全な部位で神経を切断できるようになりました。

手術は、全身麻酔で行われることが多く、鼻腔《びくう》の粘膜をめくって蝶口蓋孔を通る後鼻神経の主幹を確認し、電気メスで焼き取ります。

手術後は、鼻の中にタンポンを挿入することが多いので、タンポンを抜くまでは痛みを伴います。まれに手術後1週間程度まで出血をすることがありますが、切除する範囲は狭いので、手術後の出血は少ないです。

後鼻神経切除術の治療期間は、施設によって異なります。日帰り手術を行う診療所もあります。病院では入院となり、その期間は3～5日です。

後鼻神経切除術は、鼻水の分泌を抑える高い効果があります。

後鼻神経切除術

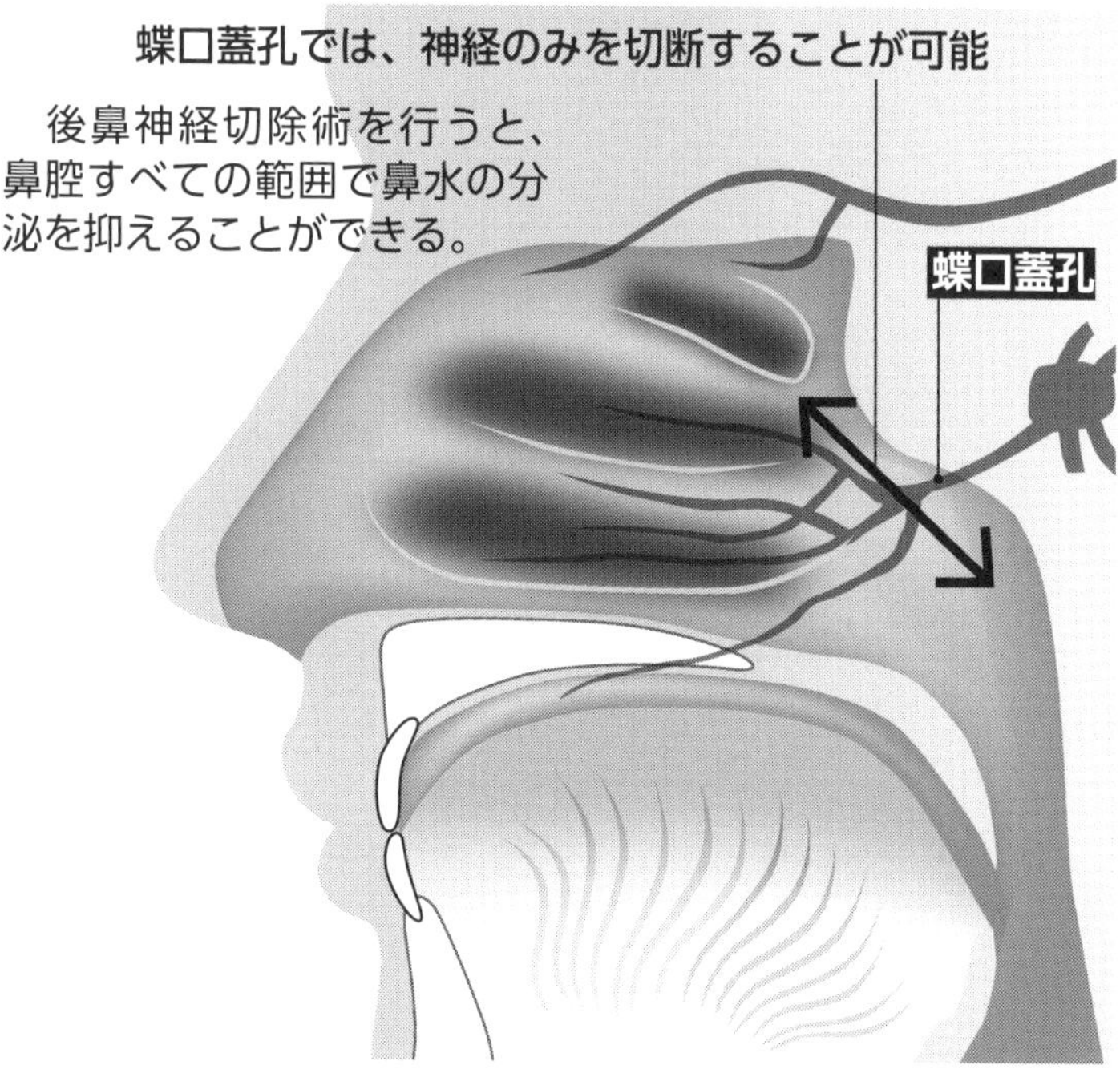
蝶口蓋孔では、神経のみを切断することが可能
後鼻神経切除術を行うと、鼻腔すべての範囲で鼻水の分泌を抑えることができる。
蝶口蓋孔

ただし、この手術では、鼻の中のほぼすべてに分岐する神経の根もとを切断するため、長期的に見ると逆に鼻が乾燥してしまう可能性は否定できません。ですから、この手術を受ける場合には慎重さが必要です。まずは、レーザー手術や下鼻甲介手術を行ってからでもいいと考えます。

後鼻神経切除術を行う医療機関は限られています。医療機関のホームページを調べて、後鼻神経切除術の治療実績があるかどうかチェックしてみてください。（浦長瀬昌宏）

Q144 「アレルゲン免疫療法」とはどんな治療法ですか？

「アレルゲン免疫（減感作）療法」は、アレルギーの原因となるアレルゲン（抗原）を体内に取り入れ、私たちの体をアレルゲンに順応させていく治療法です。

あえて、アレルゲンを少しずつ体内に入れることで、体にアレルゲンを慣れさせ、症状が現れにくい体質にするのです。薬物療法や手術などがアレルギー性鼻炎の症状を抑える対症療法であるのに対して、**アレルゲン免疫療法は「アレルギー体質そのものを根本から改善する治療法」**です。

アレルゲン免疫療法には2種類あります。

一つは、花粉やハウスダストなどのエキスを皮膚に注射する**「皮下免疫療法」**（Q145参照）。もう一つは、スギ花粉やダニのエキスを飲み込み、体に慣らしていく**「舌下《ぜつか》免疫療法」**（Q146参照）です。どちらも、アレルゲンを体に慣れさせていく治療法で、「アレルギー体質を根本的に治したい」「使っている薬を減らしたい」という患者さんに適しています。

治療に必要な標準化されたエキスは、皮下免疫療法の場合はスギ花粉、ハウスダスト、ダニ、ブタクサ花粉、真菌（カビ）などにあり、舌下免疫療法の場合はスギ花粉とダニにあります。

アレルゲン免疫療法を始めるためには、対象となるアレルゲンを特定することが必要です。そのため、医療機関では採血検査などを行い、患者さんのアレルゲンを調べます。

医療機関によって多少異なりますが、一般的に、アレルゲン免疫療法の効果はスギ花粉症では70～80%が有効です。

ちなみに、アレルゲン免疫療法を始めて1年以上経過した患者さんを調べた日本医科大学の最新の調査では、スギ花粉の大量飛散年においても、約60%の人が無症状、約22%の人が軽症でした（鼻づまりなどの症状で日常生活に支障が出た人は約17%）。すべての人が完全に症状が改善するわけではありませんが、アレルゲン免疫療法は有効な治療です。

ただし、月1回程度の診察を3年以上受けつづけることになるため、仕事などで忙しい人には向かないこともあります。アレルゲン免疫療法を行っているかどうかについては、医療機関によって異なるので、医療機関または製薬会社のホームページで確認してください。

（浦長瀬昌宏）

Q145 「皮下免疫療法」はどのように行われますか？

アレルゲン免疫療法の一つである「皮下免疫療法」では、アレルギー性鼻炎のアレルゲン（抗原）のエキスを皮膚に注射します。こうすることで、アレルゲンに体を慣れさせていきます。

標準的なエキスは、スギ花粉、ダニ、ハウスダスト、ブタクサ花粉、真菌（カビ）などがあります。複数のエキスを同時に投与することも可能で、例えば、スギ花粉とダニの両方のエキスを投与することもできます。

基本的に、最初は週1～2回の頻度で注射をし、体の中に入れるアレルゲンの量を少しずつ増やしていきます。この段階を医学的に「増量期」といいます。その後は週に1回、2週間に1回、1カ月に1回と注射の間隔をあけていきます。この段階を医学的に「維持期」といいます。

このスケジュールは、患者さんによって一人ひとり違い、最低2～3年間は治療を続けることになります。

一部の医療機関では入院して短期間に増量する方法を行っていますが、基本的には

皮下免疫療法と舌下免疫療法の特徴

	皮下免疫療法 （抗原を注射する治療法）	舌下免疫療法 （抗原を飲む治療法）
治療の対象	スギ花粉、ブタクサなどの花粉症。ハウスダスト、ダニなどのアレルギー	スギ花粉症
通院の頻度（目安）	増量期：1～2回／週。 維持期：最初の数回1回／2週、その後1回／4週（一部の医療機関では入院治療も実施）	1回／月
治療場所	医療機関	自宅（最初は通院）
副作用	アナフィラキシーを起こす可能性がある	アナフィラキシーを起こすことはまれだが、口の中のかゆみや違和感など局所的な副作用が起こることがある

外来で治療を行います。最初は特に通院回数が多いので、定期的に通える近場の医療機関で行うといいでしょう。

舌下《ぜっか》免疫療法（Q146参照）が保険診療となって以来、皮下免疫療法は行われなくなってきています。それは、注射による痛みがあること、重症のアレルギー反応であるアナフィラキシー（全身に急激なアレルギー反応が起こり、呼吸困難や血圧低下、意識消失などの症状が現れる状態）の副作用が起こる可能性があるからです。

（浦長瀬昌宏）

Q146 「舌下免疫療法」はどのように行われますか？

アレルギー免疫療法の最新治療が、この「舌下《ぜっか》免疫療法」です。舌下免疫療法は、スギ花粉のエキスを飲み込み、体に慣れさせていく治療法です。スギ花粉をアレルゲン（抗原）とする花粉症の場合、目の症状など、スギ花粉症におけるすべての症状に対して効果が期待できます。

しかし、スギ以外の花粉症の人、ダニのアレルギーを併せ持つ人、ぜんそくや自己免疫疾患《しっかん》などの持病のある人、粘膜や神経に過敏症を持つ人、妊娠中の人、5歳未満の子供には行えません。そのようなことから、治療の前にさまざまな検査を行い、患者さんが舌下免疫療法を受けられるかどうかを調べます。

治療の進め方は、スギ花粉のアレルゲンを含むエキスを舌の裏（舌下）に置き、口の中に1分間ほど含んで溶けてから飲み込みます。最初は濃度の低い錠剤エキスから始め、2週間めからは濃い錠剤エキスに替え、アレルギー反応が起こりにくいようにしていきます。症状がない時期も毎日治療を続ける必要があります。

通院は、最初は治療開始2週間後に再び受診し、その後は月に1回通院します。健康保険が適用されます。

花粉症の場合、花粉が飛散しはじめる3カ月くらい前から治療を開始します。これは、投与する花粉のエキスの量が一定量に達するまでに少なくとも1～2週間かかるからです。中には、花粉シーズンが終わったあとから開始する患者さんもいます。舌下免疫療法の効果については、治療を始めた年から症状が軽くなった、治療薬が減ったという患者さんもいますが、多くのケースでは、次のシーズン以降に治療効果が現れるからです。私たちの研究グループが行った調査では、スギ花粉症の患者さんに舌下免疫療法を約2年間行った結果、7～8割の人の症状が大幅に改善したと報告しています。

副作用は、唇《くちびる》や口の中の腫《は》れやかゆみを訴える人が多く、鼻や目、耳がかゆくなる人もいます。症状は治療開始時に現れることが多く、治療を続けていくうちに大半は改善することがほとんどです。ごくまれですが、アナフィラキシー（全身に急激なアレルギー反応が起こり、呼吸困難や血圧低下、意識消失などの症状が現れる状態）発作の副作用が起こる可能性があります。

舌下免疫療法は自宅でできる手軽さはありますが、患者さん自身がアレルゲンの錠剤エキスの濃度を変更する手順の十分な理解と実行が求められます。（大久保公裕）

副鼻腔炎
蓄膿症・アレルギー性鼻炎・花粉症
耳鼻科の名医が教える
最高の治し方大全

2020年11月25日　第1刷発行

編集人　小俣孝一
シリーズ統括　石井弘行　飯塚晃敏
編集　わかさ出版
編集協力　唐澤由理
菅井之夫
高森千織子
イラスト　デザイン春秋会
装丁　下村成子
DTP　株式会社クリエイティブ・コンセプト
発行人　山本周嗣
発行所　株式会社文響社
〒105-0001　東京都港区虎ノ門2丁目2－5
共同通信会館9階
ホームページ　https://bunkyosha.com
お問い合わせ　info@bunkyosha.com
印刷・製本　中央精版印刷株式会社

ISBN978-4-86651-319-5

本書は専門家の監修のもと安全性に配慮して編集していますが、本書の内容を実践して万が一体調が悪化する場合は、すぐに中止して医師にご相談ください。また、疾患の状態には個人差があり、本書の内容がすべての人に当てはまるわけではないことをご承知おきのうえご覧ください。